Birgit Jackel
Ausgeglichen und entspannt

Birgit Jackel

Ausgeglichen und entspannt

Stress bei Kindern erkennen und abbauen

**Mit Bewegungsgeschichten
aus der Progressiven
Muskelentspannung**

Kösel

Für unsere Enkeltochter Susanne

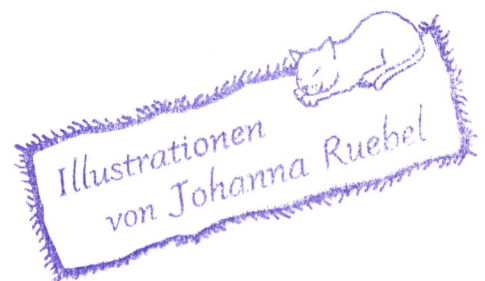

Illustrationen von Johanna Ruebel

© 2004 by Kösel-Verlag GmbH & Co., München
Printed in Germany. Alle Rechte vorbehalten
Druck und Bindung: Kösel, Krugzell
Umschlag: fuchs-design, München
Umschlagmotiv: getty/Mc Clymont
ISBN 3-466-30665-5

*Gedruckt auf umweltfreundlich hergestelltem Werkdruckpapier
(säurefrei und chlorfrei gebleicht)*

Inhalt

Einleitung

Kindern von heute geht es trotz Fortschritten in Technik und Medizin bei uns nicht besonders gut. Die ungünstig veränderten sozialen, räumlichen und zeitlichen Bedingungen in unserer Gesellschaft, unter denen sie aufwachsen, bleiben nicht folgenlos. Sie sind zunehmender Überflutung durch Leistungsanforderungen, Lärm, optische Eindrücke und Probleme im sozialen Umfeld samt Dauerstress ausgesetzt. Einige statistisch ermittelte Daten sollen dies untermauern:

- Jedes vierte bis fünfte Kind hat Übergewicht.
- Fast ein Fünftel aller Kinder sind chronisch krank. Sie leiden unter Allergien, Erkrankungen des Bewegungsapparates und/oder Fehlernährung.
- 50 bis 65 Prozent der Kinder haben Haltungsschäden, 20 bis 25 Prozent Herz- und Kreislaufprobleme.
- Bereits Grundschüler nehmen Psychopharmaka, Aufputsch- oder Beruhigungsmittel gegen Schulstress und Leistungsüberforderung.
- Alleine für den Wirkstoff Methylphenidat, enthalten in den Arzneimitteln Ritalin und Medikinet, gab es 1990 bereits 490 000 ärztliche Verordnungen, um Kinder mit dem Aufmerksamkeitsdefizit-Syndrom mit und ohne Hyperaktivität (ADS/ADHD+, ADHD-) ruhig und aufmerksam zu machen. Die Tendenz ist stark steigend. Nach Angaben des Institutes für Medizinische Statistik in Frankfurt a.M. hat sich der Jahresverbrauch an Methylphenidat von 34 Kilogramm im Jahr 1993 auf 693 Kilogramm im Jahr 2001 verzwanzigfacht.

Zunehmend mehr Eltern benötigen besonders wegen psychischer Probleme ihrer Sprösslinge ärztlichen oder psychologischen Rat. Das ergeben neueste Studien der Abteilung für Kinder- und Jugendpsychiatrie der Universitätsklinik Heidelberg und des Gesundheitsamtes Rhein-Neckar-Kreis mit mehr als 5000 Grundschulkindern. Bis zur vierten Klasse steigt derzeit der Anteil von Hilfe suchenden Eltern bei Mädchen von 5,6 auf 9,4 Prozent und bei Jungen von 10,5 auf 14,8 Prozent.

Die Palette an Symptomen, wegen derer Kinder heute in medizinischer und/oder therapeutischer Behandlung sind, ist vielfältig. So fallen sie beispielsweise auf durch Hyperaktivität, Wahrnehmungsstörungen, Konzentrationsschwäche, Lernschwierigkeiten, Aggressionen, mangelhafte Grob- und/oder Feinmotorik. Psychosomatische Beschwerden wie Ängste, Einnässen, Neurodermitis, Bauch- und Kopfschmerzen kommen hinzu.

Als Hauptursachen werden in den Studien familiäre Probleme, aber auch ein bewegungseinengendes und damit kinderfeindliches Wohnumfeld sowie übermäßiger Fernseh- und Videokonsum ermittelt.

In den ersten Lebensjahren wird der Grundstein gelegt für eine gesunde und ausgewogene Persönlichkeitsentwicklung der Kleinen. Wir wollen im ersten Teil dieses Buches Ihnen als Eltern Hilfen geben, die physiologischen Vorgänge in Ihrem Kind bei Anspannung und Überforderung wie auch bei Lockerung und innerer Ruhe besser zu verstehen und eine förderliche Umgebung für Ihr Kind zu gestalten. Im Praxisteil stellen wir unterschiedliche Entspannungsideen vor, die Ihrem Kind eine Hilfe sein können beim Erhalt oder beim Wiederfinden seines inneren Gleichgewichtes. Hier gibt es Körperübungen aus verschiedenen Entspannungsverfahren, die in altersgemäße Vorlesegeschichten zum Mitmachen verpackt sind. Zu jeder Geschichte finden Sie außerdem Anregungen zum Nachspielen. Sie können alle Angebote zusammen mit einem oder mehreren Kindern unter geringem oder gar keinem Aufwand arrangieren und genießen und mit verschiedenartigen Events für jeden Monat auf Entspannungsreise durch das Jahr gehen.

Möge Sie dieses Buch über das ganze Jahr hinweg unterstützen und zum festen Begleiter Ihrer Entspannungsrituale werden.

Dr. phil. Birgit Jackel

Zu körperlichen und geistigen Vorgängen bei Stress und Entspannung

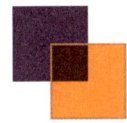

Zur Bedeutung von Entspannung in heutiger Zeit

Gesundheit als ein Grundbedürfnis des Menschen

Ist man gesund und fühlt sich wohl, kann man die Anforderungen des Alltags besser meistern. Was aber ist unter Gesundheit zu verstehen? Sie wird zwar als »höchstes Gut des Menschen« gepriesen und steht bei uns unter den Geburtstagswünschen auf Platz eins. Nach westlicher Sichtweise jedoch ist Gesundheit viel zu oft auf rein physisches Wohlbefinden reduziert. Dabei gehört zu innerer Ausgeglichenheit als der Voraussetzung für Gesundsein ein fein abgestimmtes Zusammenspiel von Körper, Geist und Seele – oder anders ausgedrückt: ein harmonisches Miteinander von physischen, mentalen und psychischen Wirkgrößen im menschlichen Organismus. In diesem Sinne formuliert die Weltgesundheitsorganisation WHO 1946: »Gesundheit ist der Zustand des vollständigen körperlichen, geistigen und sozialen Wohlbefindens und nicht nur die Abwesenheit von Krankheit und Gebrechen.« Hinter »Gesundheit« verbirgt sich demnach nicht nur physische Leistungsfähigkeit, sondern ein körperlicher, geistiger und psychischer Zustand der Harmonie, der zu innerer Ausgeglichenheit und damit zu Gelassenheit führt.

Die Sehnsucht des Menschen nach innerer Ruhe und Zufriedenheit ist wohl so alt wie die Menschheit selbst. Dass sich beides nur einstellen kann bei harmonischem Wechsel von An- und Entspannung im Alltag, wusste man bereits im chinesischen Altertum. Auch die Menschen früher strebten nach Entspannung und Erholung. Entspannungstechniken sind also keine Erfindung der Neuzeit. So kann man heute teils zurückgreifen auf überlieferte Entspannungsformen, teils probiert man Neues aus oder kombiniert einzelne Komponenten wohltuender Körperübungen zu neuen Methoden im Dienste ganzheitlicher Gesundheit – zu neudeutsch: Wellness.

Von der Rückbesinnung auf alt-tradierte Entspannungstechniken

Zu Beginn des 21. Jahrhunderts fordert die Politik im Zuge der Umstrukturierung des Gesundheitswesens mehr Eigenverantwortung des einzelnen Bürgers für seine Gesunderhaltung und mehr finanzielle Eigenbeteiligung am Gesundungsprozess. Andere europäische Staaten haben dies bereits früher verwirklicht. Diese Eigenbeteiligung wird vornehmlich aus der finanziellen Notlage der Staaten heraus eingefordert. Ein ganzheitliches Wohlergehen im Sinne von Gesunderhaltung zwecks innerer Harmonie spielt bei dieser Forderung nach Eigenverantwortung des Patienten wohl eher eine nachrangige Rolle. Unsere Gesundheitspolitik beginnt heute aus Geldnot heraus etwas gesetzlich festzuschreiben, das Teile unserer Gesellschaft geraume Zeit vorher bereits erkannt haben und prophylaktisch für sich privat schon regelmäßig tun: Eigenverantwortung zu übernehmen für den Erhalt ihrer Gesundheit über gesunde Ernährung, regelmäßige Bewegung und ein ausgewogenes Maß an An- und Entspannung. Das Bestreben vieler Bürgerinnen und Bürger in hochindustrialisierten Gesellschaften der westlichen Welt geht bereits seit ungefähr zwanzig Jahren mit steigender Tendenz in Richtung chinesischen und/oder tibetisch-buddhistischen Gedankengutes der Erhaltung oder Wiedererlangung der Einheit von Körper, Geist und Seele als ein »Ich bin in Balance«.

Nach Erkenntnis des chinesischen Altertums lange vor der Zeitenwende hält die Vitalenergie Qi Körper, Geist und Seele in einem Zustand der Ausgeglichenheit. Bei Krankheit ist der Qi-Fluss und damit das innere Gleichgewicht gestört. Demnach soll der Mensch pfleglich mit seinen physischen, mentalen und psychischen Kräften umgehen und im Einklang leben mit der Umwelt – eine Weltanschauung mit Eigenverantwortung. Die Daoisten in den Klöstern des chinesischen Altertums haben sehr früh ein komplexes System aus Körperübungen zur Entspannung, Ernährung und Meditation entwickelt, um das freie Fließen des Qi zu erhalten. Daraus sind Qi-Gong (Qi/Chi = Lebensenergie, Gong = Übung), Tai Chi oder Kung Fu hervorgegangen. Hierzu zählen auch Harmonisierungsübungen wie das »bewegte Qi-Gong« als Bewegungsmeditation mit langsamen, kraftvollen und atemunterstützenden Bewegungen zur Kontrolle über Körper und Geist sowie das »stille Qi-Gong« als Sitzmeditation. Hierbei werden über die Vorstellungskraft Atem und Herzschlagfrequenz verlangsamt, Muskelspannung und Drüsentätigkeit reduziert. So kann ein Zustand innerer Ruhe erreicht werden.

Nach Vorstellung der indischen Lehre des Sanskrit und der Yoga-Philosophie sowie nach buddhistischer Lehre (Buddhismus seit ca. 500 v. Chr.) fließt die Energie im menschlichen Körper auf den »nadis«, den inneren, feinstofflichen Kanälen mit sieben Energiezentren entlang der Wirbelsäule, den Chakras. Unterschiedliche Yoga-Schulen setzen verschiedene Schwerpunkte: mal mit Versenkung in die Meditation als »Sitz-Yoga«, mal über bewusstes Bewegen als »Chakren- oder Kundalini-Yoga« und »Fünf Tibeter«. In der westlichen Welt findet heute der bewegungszentrierte Hatha-Yoga mit Verbindung von Körper und Geist, Bewegung und Atmung, Anspannung und Locke- rung besonderen Anklang; ebenso das ganzheitliche Gesundheitsvorsorge-Paket »Ayur- veda«. Es enthält Elemente aus Ernährung, Körpertraining, Verhalten, Meditation, Entgiftung und Verjüngung.

Qi-Übungen ebenso wie Hatha-Yoga wirken auch ohne den Einbezug der jeweils zugehörigen Weltanschauung und werden heute gerne einfach als Entspannungsmetho- den genutzt. Derzeit besinnt man sich wieder der alten Entspannungstechniken wie Tai Chi, Qi-Gong, Shiatsu, Ayurveda u.a., aber auch westlicher Formen entspannender Körperarbeit wie Autogenes Training, Progressive Muskelentspannung und Bioenergetik.

»Wellness« – das Zauberwort der Gegenwart

Im Zeitalter des Gesundheitsbewusstseins nimmt man aus alledem das heraus, was einen wohltuenden Mix zu ergeben verspricht; denn schließlich arbeiten alle Entspan- nungsmethoden zum Wohle des Menschen mit seiner immer gleichen physiologischen Beschaffenheit. Solches nehmen Wellness-Programme auf und versuchen, daraus ein wohltuendes Gemisch zu kreieren – einen modernen Zaubertrank, um wieder zurückzufinden zu innerer Harmonie. Denn je größer die Anspannung, unter der ein Mensch steht, desto größer wird auch sein Bedürfnis nach Entspannung. Als Folge haben heutzutage Entspannungsmodelle mit wohltuender Arbeit am und für den eigenen Körper Hochkonjunktur.

Wellness ist ein englisches Kunstwort aus »well-being« und »fitness«. Fitness bedeutet mehr als Muskelstärke. Gemeint ist der Zustand perfekter Ausgewogenheit zwischen Körper, Geist und Seele als selbstverständlicher Zustand, dessen man sich erst bewusst wird, wenn er im eigenen Organismus nicht mehr gegeben ist, d.h. wenn man sich »aus dem Gleichgewicht geworfen« und damit krank fühlt. Wellness meint also ursprünglich ebenso wie Fitness jenen Zustand des »Sich-rundum-Wohlfühlens«.

Aber Achtung: Wellness-Programme werden uns mitunter angeboten als facettenreiche Gebilde, unter deren verlockend schillernder Oberfläche verschiedene Branchen ganz Unterschiedliches transportieren! Wellness droht zu einem schwammigen Begriffsgemenge zu werden aus Beauty und Erholung, Sport und Gesundheit. Damit könnte der Begriff Wellness so dehnbar werden, dass er letztlich nichts mehr aussagt.

Machen Sie sich und Ihrer Familie einen Tagesrhythmus aus An- und Entspannung, regelmäßiger Bewegung und ausgewogener Ernährung zur Gewohnheit. Dann wird sich auch bei Ihnen innere Harmonie einfinden oder inneres Gleichgewicht, Wohlgefühl und Zufriedenheit – wie auch immer Sie das ganzheitliche Wohlbefinden bezeichnen wollen.

Es gilt, unseren Kindern Strategien zu lehren, wie sie sich diese innere Ruhe bewahren beziehungsweise bewusst erarbeiten können. Im Praxisteil wollen wir, unterstützt durch Ihre Mitarbeit, den Kindern geeignete Hilfsmittel in Form von Entspannungsübungen an die Hand geben und deren Gebrauch einüben. Dann kann sich auch Ihr Kind gegen Überforderung und Stress angemessener zur Wehr setzen. Wir laden Sie mit den Kindern ein auf eine Reise durch unterschiedliche Entspannungsübungen. Suchen Sie sich für Ihre ganz persönliche Situation aus unserem vielfältigen Angebot das heraus, was Ihnen und Ihrem Kind gut tut.

Wer weiterlesen möchte:

May, S. (2000): *Mit allen Sinnen. vhs-Kursbuch zur Gesundheit.* Klett: Stuttgart

Techniker Krankenkasse (Hrsg.) (1995): *Balance.* Broschüre aus der Schriftenreihe zur gesundheitsbewußten Lebensführung. Bezug: kostenfrei über alle TK-Geschäftsstellen

Techniker Krankenkasse (Hrsg.) (2000): *Lustvoll arbeiten.* Bezug: kostenfrei über alle TK-Geschäftsstellen

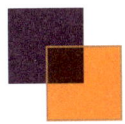

Kinderängste und -stressoren

Vom beklemmend-düsteren Begriff der »Angst«

>»Wer hat Angst vorm schwarzen Mann?
>Niemand.
>Und wenn er kommt?
>Dann laufen wir.«

Kennen Sie dieses Laufspiel, das Kindergruppen begeistert in Turnräumen oder im Außengelände spielen? Der »schwarze Mann« steht als Fänger den übrigen Kindern in einem bestimmten Abstand gegenüber und beginnt den Dialog. »Laufen« ist dann das Startsignal, bei dem der »schwarze Mann« und die Kindergruppe aufeinander zurennen: Der »schwarze Mann« versucht so viele entgegenkommende Kinder wie möglich abzuschlagen. Sie hingegen haben nur eines im Sinn, nämlich innerhalb des abgesteckten Lauffeldes an ihm vorbei zur gegenüberliegenden sicheren Seite zu gelangen. Die Gefangenen werden ihrerseits auch zu »schwarzen Männern« oder »Hilfs-Sheriffs«; denn das Spiel hat viele Namen.

Es ist ein überliefertes Kinderspiel. Wahrscheinlich haben Sie es als Kind auch gespielt. Es personifiziert durch die Figur des »schwarzen Mannes« das beklemmend-düstere Gefühl der Angst, vor dem hier im Spiel nicht davongerannt wird, sondern dem man sich – durch die Gruppe gestärkt – stellt und listenreich entkommt. Im Spiel ist alles möglich. Hier kann die für Kinder oft beängstigende Realität durch Umkehr der Tatsachen zum Positiven gewendet und damit verarbeitet werden.

Wie kommt Angst bei Kindern zustande?
Kinder haben grundlegende Bedürfnisse nach Unversehrtheit und Sicherheit. Sehen sie die Erfüllung dieser Grundbedürfnisse in Gefahr, reagieren sie mit Angst vor etwas Ungewissem, auf dessen Ausgang man keinen Einfluss nehmen kann.

Im Kindergarten- und Grundschulalter, ungefähr bis zum ersten und zweiten Schuljahr, bezeichnen Kinder ihre beklemmenden Gefühle generell als »Ängste« oder »Angst vor etwas«. Sie sind noch in einem Vorstadium logischen Denkens verhaftet. Sie können das Verhältnis von Ursache und Wirkung nicht durchschauen und haben wenig Vorstellung davon, welche Faktoren in bedrohlich empfundenen Situationen tatsächlich eine Rolle spielen. Folglich fühlen sie sich wehrlos ausgeliefert.

Sie als Erwachsene kennen den Ausdruck »den Boden unter den Füßen verlieren«, der den Verlust einer sicheren Basis meint. So fühlt sich ein Kind bis in die ersten beiden Grundschuljahre hinein häufig. Im Laufe seiner kindlichen Entwicklung, wenn logisches Denken und Nachvollziehen von Zusammenhängen sich herausbilden, lernt es dann zu erfassen, wann seine Grundbedürfnisse unerreichbar scheinen und daher bei ihm Angst ausgelöst wird oder wann es eine Chance zur Gegensteuerung hat.

Furcht hingegen bezieht sich auf etwas Bestimmtes. Fragen Sie Ihr Kind, warum es nicht alleine in den Keller gehen will. Es nennt Ihnen viele gute Gründe, warum es sich dort fürchtet: Da können Spinnen sein – oder Mäuse – oder dort kann plötzlich der »X« aus der Vorlesegeschichte »XY« hinter einem Regal hervorspringen, denn der ist für Ihr Kind ganz real; er existiert im vor-logischen/präkausalen Denkmuster Ihres Kindes wirklich.

Kinderängste, die aus dem familiären Umfeld herrühren

Kinder werden geplagt von »Ängsten«, die im Familienumfeld entstehen und die mit verursacht werden durch die sozialen und ökologischen Veränderungen in unserer hochindustrialisierten Gesellschaft; z.B. ein nicht intaktes Familiengefüge, ein beengter Lebens-/Wohnraum oder ein übermäßiger und nicht kindgerechter Fernsehkonsum. So wussten Grundschüler vor dreißig Jahren beispielsweise mit dem Begriff der Arbeitslosigkeit wenig oder nur in vereinzelten Fällen etwas anzufangen und konnten sich die vielfältigen Folgen für eine Familie und das familiäre Zusammenleben nicht vorstellen. Heute sieht das anders aus. Die existenzielle Grundlage vieler Familien ist bedroht und es leben zunehmend mehr Kinder an der Armutsgrenze. Es sind nicht nur die Kinder arbeitsloser Eltern und die der Sozialhilfeempfänger von Armut bedroht, sondern auch die Kinder von Familien in den unteren Lohngruppen. Dass die Spannungen im Familienverbund als Folge des Arbeitslosigkeits-/Sozialhilfestatus und/oder finanzieller Engpässe negative emotionale Auswirkungen auch auf die Kinder haben, ist unbestritten. Daneben spielen bei seelischen Überbelastungen der Kleinen z.B. folgende Faktoren eine ausschlaggebende Rolle: Trennung der Eltern/Lebenspartner, mangelhaftes Zeitmanagement der Erwachsenen mit u.a. unkontrolliertem Fernsehkonsum der Kinder, zu wenig Zeit für Gespräche und gemeinsame Unternehmungen. Kinder können somit verschiedenartigste »Ängste« entwickeln, u.a.

- Angst vor dem Verlust der Lebensgrundlage für ihre Familie
  (= Existenzangst; materiell),
- Angst vor einem Streit zwischen den Eltern oder anderen Bezugspersonen, die für sie sorgen, und infolgedessen Angst vor einem Verlust der Geborgenheit, welche das Familiengebilde für sie bisher geben konnte (= Verlustangst; emotional),
- Angst vor dem Verlust eines geliebten Menschen als Folge heftigen Streites zwischen den Eltern mit Auflösung der Familie (= Trennungsangst).

Da ein Kind seine persönliche Ängstlichkeit nicht benennen kann, bleibt Ihnen als den Personen, die dem Kind am nächsten stehen, nur ein genaues Beobachten des kindlichen Verhaltens. Mag Ihr Kind zum Spielen am Nachmittag vielleicht nicht alleine bei einem Spielgefährten bleiben? Müssen Sie als Mutti stets mit eingeladen werden? Will Ihr Kleiner nicht bei Oma und Opa, geschweige denn bei einem gleichaltrigen Freund übernachten? Klingelt abends um 23 Uhr das Telefon und Sie müssen Ihren Besuch bei Freunden abbrechen und »ausrücken«, um ein nass geheultes Häufchen Elend abzuholen? Bleibt Ihr Erstklässler nicht alleine in der Schule oder will sich das Kind beim Wechsel der Klassenlehrerin zum Anfang eines neuen Schuljahres nicht von Ihnen trennen und Sie müssen eine Zeit lang jeden Tag mit in den Unterricht kommen? Gibt es jeden Morgen »Theater« ...?

Diese beispielhaft geschilderten Trennungs- oder Verlassensängste, die aus dem familiären Umfeld herrühren, werden vom Kind hier auf neue Situationen übertragen und können im Laufe der Zeit zu ausgeprägter sozialer Ängstlichkeit führen mit negativen Folgen in seiner sozial-emotionalen Entwicklung. Denn soziale Beziehungen und Aktivitäten werden durch Trennungsängste erheblich eingeschränkt und können sich demzufolge auch nicht altersgemäß entfalten.

Kinderängste, die aus schulischen Situationen herrühren

Ein Fallbeispiel: Heute hat Ivos dritte Klasse Schwimmunterricht. Der Sprung vom Startblock und vom Ein-Meter-Brett soll geübt werden.

Ivo mag an diesem Morgen nicht aufstehen. Er klagt über Kopfschmerzen und will nicht zur Schule gehen. Dann ist seine Badehose nicht auffindbar. Ivo muss wiederholt zur Toilette. In der Schule fällt er auf durch Trödeln. Er möchte heute unbedingt bei Sebastian in der Nichtschwimmer-Gruppe mitarbeiten, was sonst völlig unter seiner Würde ist. Er klagt über Bauchschmerzen und will sich im Hallenbad lieber auf die Bank setzen.

Dann steht er doch am Sprungturm, klettert die Treppe hinauf zum Sprungbrett ... und dort wird seine Angst für alle Umstehenden durch Veränderungen in seiner Körperhaltung, Gestik, Mimik und Stimme sichtbar: Was dabei an Adrenalin ausgeschüttet wird und welche Reaktionen im gesamten Organismus automatisch ablaufen, davon haben die Beobachtenden meist nur eine vage Vorstellung. Und doch sind diese Vorgänge nicht nur höchst spannend, sie sind auch grundlegend, um zu verstehen, welche gefährlichen Wechselwirkungen eintreten können, wenn im kindlichen Körper immer wieder Stress- und Angstreaktionen ohne ausreichende Erholungsphasen stattfinden. Auf diese physiologischen Zusammenhänge werden wir ab Seite 23 eingehen.

In schulischen Situationen können Kinder verschiedenartigste »Ängste« entwickeln, wie zum Beispiel

- Angst, den Eltern- und Lehrererwartungen bezüglich ihrer Schulleistungen nicht gerecht zu werden (= Versagensangst),
- Angst vor bestimmten Unterrichtsleistungen, die sie glauben, nicht erbringen zu können, obwohl diese von den Klassenkameraden erbracht werden (= Bewertungsangst),
- Angst, in gruppendynamischen Prozessen des Klassenverbandes ausgegrenzt zu werden (= Angst vor Ausgrenzung),
- Angst, das im Unterricht erwartete Arbeitstempo nicht halten zu können (= Angst vor Zeitdruck),
- Angst, wegen der Nichterfüllung von Lernerwartungen seitens ihrer Lehrer und besonders ihrer Eltern nicht mehr geliebt zu werden und in der Lerngruppe/Familie den Rangplatz zu verlieren (= Verlustangst; Sozialbezugsangst).

Angst als subjektive Situationsbewertung

Die bisher beschriebenen Ängste gehören zu den so genannten »Mikroängsten«, die sich auf alltägliche Befürchtungen beziehen und von den Kindern bei geeigneter Hilfestellung bewältigt werden können. Zum anderen gibt es so genannte »Makroängste« gegenüber Kräften, die eine Einzelperson nicht beeinflussen kann. Hierzu gehören die Ängste angesichts der Terroranschläge in New York vom 11.9.2001. In unserem Zusammenhang interessieren vor allem die Mikroängste, bei denen die ganz persönliche Art der Bewertung einer Situation die entscheidende Rolle spielt.

Wird von einem Menschen eine bestimmte Begebenheit als bedrohlich bewertet, ohne dass er eine Chance sieht, seine Lage zu bewältigen, reagiert er mit Angst. Sie ist, wie jede andere emotionale Reaktion auch, ein *subjektiv* empfundenes Gefühl und die Folge einer *individuellen* Situationsbewertung. Manchmal kann allein durch Umdenken in der Bewertung dieselbe Situation erfolgreich bewältigt werden.

Solches *Umdenken als Bewältigungsstrategie für beängstigende Lebenslagen* gilt es unseren Kindern zu vermitteln und mit ihnen zu trainieren, um ihnen ein Handwerkszeug zu geben für konstruktives Handeln. Voraussetzung dafür ist ein positives Selbstkonzept. Darauf und auf Wege, ein solches zu erlangen, wird ab Seite 52 näher eingegangen.

Jedoch: Eine »gesunde Angst« als natürliche Reaktion, die mit einer objektiv vorhandenen Gefahr verbunden abläuft, ist für die Gesunderhaltung des Organismus lebenswichtig. Kinder müssen lernen, ein realistisches Gefahrenbewusstsein zu entwickeln. Überwiegen hingegen im Laufe der kindlichen Entwicklung unangebrachte Angstreaktionen, sind diese als pathologisch oder neurotisch einzustufen und müssen von einem Neurologen behandelt werden.

Auch wenn das, was als »angstmachend« aufgefasst wird, individuell verschieden ist, läuft das zunächst spontane Reaktionsmuster in der angstmachenden Lage bei allen Menschen gleich ab. Und das kann niemand abtrainieren! Nur seinem Andauern über einen längeren Zeitraum hinweg mit den dabei auftretenden physiologischen Schädigungen kann jeder Mensch für sich persönlich über verinnerlichte Strategien entgegenwirken. Sie als Eltern können für Ihr Kind den geeigneten Rahmen setzen, geeignete Strategien aufzeigen und diese mit Ihrem Kind einüben, damit aus dem spontanen Reaktionsmuster der Angst kein Dauerzustand wird. Konkrete Beispiele finden Sie ab Seite 43. Das vorliegende Buch will Ihnen mit seinen Praxisideen dabei eine Hilfe sein.

Für dieses spontan ablaufende Reaktionsmuster bei Angst gibt es verschiedene Bezeichnungen. So spricht man

- von der »Notfallreaktion« und will damit ausdrücken, dass in einer für den Organismus lebensbedrohlichen Lage (oder vermeintlich lebensbedrohlichen Lage) eine autonome Reaktion des vegetativen Nervensystems abläuft zum Aufrechterhalten der lebenswichtigen Körperfunktionssysteme;
- von der »Schrecksekunde« und der »fehlenden Reaktion« in diesem Zeitraum – verstanden als Fehlen der situationsangemessenen Reaktion im Verlauf der ersten Sekunde nach dem Schrecken (besonders im Zusammenhang mit Verkehrsunfällen motorisierter Verkehrsteilnehmer geläufig), und man will damit die ausschließliche Stammhirnsteuerung mit Blockade des logischen Denkens hervorheben;
- vom »Körperfunktionsmuster der Angst« als dem Flucht- oder Kampf-Reaktionsmechanismus mit bio-chemischer Universalantwort.

Alle Bezeichnungen umschreiben die gleiche Reaktionskette mit ihren neurophysiologischen Auswirkungen auf alle Funktionssysteme des Körpers, wie sie ab Seite 23 ausführlich dargestellt wird.

Von der Herausforderung zur Überforderung

Sie kennen den Tatendrang und den Wissensdurst Ihres Kindes. Mit Begeisterung kann es einen Sandhaufen von rechts nach links schaufeln, wenn sein Spiel das erfordert. Diese Anstrengung ist für ein Kind eine Herausforderung, die es anpackt, um sie zu bewältigen. Anschließend berichtet es begeistert von seiner »schweren Arbeit«. Denn als Herausforderung ist das zu verstehen, was euphorisierend und beflügelnd wirkt und zu besonderen Anstrengungen antreibt. Eine Herausforderung wird von einer Person als bezwingbar bewertet mit den ihr zur Verfügung stehenden Mitteln. Fordert man hingegen zu viel von sich oder wird von anderen zu viel von einem abverlangt, kann die Herausforderung rasch zur Überforderung werden.

Hat Ihr Kind den Wunsch geäußert, zum Kinderturnen zu gehen und zum Flötenunterricht und zum Judo ... und ... und? Wenn Sie als Eltern hier nicht Prioritäten setzen und stattdessen alle gewünschten Aktivitäten gestatten und ermöglichen, wird

Ihr Kind statt begeistert zur Freizeitaktivität zu gehen bald alles als lästiges »Muss« empfinden. Denn es bleibt ihm keine Zeit mehr für spontanes, freies Spiel. Es gerät unter Zeit- und Leistungsdruck, wird fremdbestimmt, überfordert und reagiert unlustig und/oder aggressiv.

In der Literatur werden die euphorisierenden Herausforderungen, die uns zu Höchstleistungen treiben können, als »Eu-Stress«, »positiver Stress« oder »guter Stress« bezeichnet; hingegen Überforderungen als »negativer Stress«, »schädigender Stress« oder »Dis-Stress/Distress«. In unserem Zusammenhang interessiert vornehmlich die Variante Dis-Stress, die im alltäglichen Sprachgebrauch verkürzt einfach »Stress« genannt wird.

Vom Stress im Allgemeinen und vom kindlichen Stress im Besonderen

Auch hierzu wieder ein Fallbeispiel: Sandra besucht das 2. Schuljahr. Hier werden geübte Diktate geschrieben; eventuell mit kleinen Wortveränderungen und Satzumstellungen. Mutti übt zu Hause mit Sandra den Diktattext an mehreren aufeinander folgenden Tagen: erst die Wortkärtchen, dann die Sätze und schließlich den leicht veränderten Text. Die Mutter ist zufrieden mit Sandras Leistung und auch Sandra fühlt sich sicher. Doch als Sandra das korrigierte Diktat zurückbekommt, sind beide enttäuscht und auch verwirrt. Zu viele Fehler. Wie kam es zu so vielen »blöden« Fehlern, die Sandra hätte vermeiden können? Sie kann nur sagen, dass sie während des Diktates plötzlich gar nichts mehr gewusst hat. Es ging alles zu schnell, sie habe nicht nachdenken können, alle geübten Wörter seien wie aus ihrem Kopf ausgelöscht gewesen.

Haben Sie bei Ihrem Kind auch schon einmal oder gar in letzter Zeit öfters solch ein Versagen erlebt? Dann ist zu vermuten, dass Ihr Kind unter Stress stand. Kann ein 5-, 6-, 7- oder 8-jähriges Kind überhaupt Stress haben, werden Sie fragen. Ein viel beschäftigter Manager würde diese These belächeln. Aber: Es kann durchaus unter Stress stehen!

Was wirkt als Stressor? Wann kann man überhaupt von Stress sprechen?

Fühlt sich der Mensch bedroht, läuft das genetisch verankerte Programm der Notfallreaktion ab (auch Erst-, Schrecksekunden- oder Alarmreaktion genannt). Dabei kann es sich um physische Stressoren wie extremen Lärm, Gestank, extreme Hitze oder Kälte oder enge Räume – also um physisch wirkende Extremsituationen handeln oder um psychosoziale Reize wie Zeitdruck, Konkurrenzdenken, Versagensangst, Geburt und Hinwendung der Eltern zu einem Geschwisterkind, Bedrohung durch Mitschüler u.a. ...

Damit ist Stress eine physiologische Alarmreaktion, bei der wieder die Art der geistigen Bewertung einer Begebenheit verantwortlich dafür ist, ob bei einer Person Stress entsteht oder nicht: die Art, wie sie diese Begebenheit erlebt. Stress kann bereits mit dem gedanklichen Vorwegnehmen einer als bedrohlich gewerteten Situation entstehen. Dazu muss diese konkrete Lebenslage jedoch zuvor schon einmal als stressig durchlebt und als solche im Gedächtnis abgespeichert worden sein. Gehen Sie gelassen zum Zahnarzt oder müssen Sie vorher Beruhigungstropfen nehmen? Aha ... und weshalb?

Es gibt auch für Kinder keine stresserzeugende Situation an sich. Sondern Ihr Kind legt fest, was für es ganz persönlich stressig wirkt und wie es mit bestimmten Vorkommnissen umgeht. Damit ist ihm auch hier die Chance des geistigen Um-Erlebens immer gegeben. Es muss das nur erst noch lernen. Im Praxisteil dieses Buches werden verschiedene Wege angeboten und geübt, das innere Gleichgewicht aufrechtzuerhalten oder wiederzufinden.

Jedoch: Die Stressreaktion selbst kann durch mentales Um-Erleben nicht verhindert werden. Sie tritt unwillkürlich bei allem auf, was extrem belastend und bedrohlich für den jeweiligen Organismus gewertet wird. Jeder Mensch kann sich aber vorbereiten auf für ihn typische Stresssituationen und bereits im Vorfeld überlegen und üben, welche stressabbauenden Maßnahmen von ihm selbst sinnvoll eingeleitet werden können.

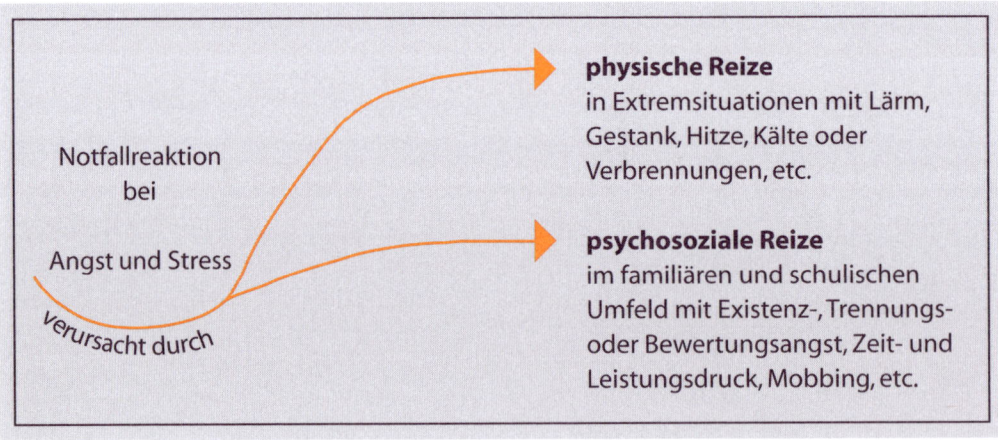

Vom Stress als Dauerbelastung

Ein Fallbeispiel zeigt, mit welchem Dauerstress schon manche Schulkinder zu kämpfen haben: Fabians Eltern erhielten im letzten Schuljahr von seiner Klassenlehrerin die Empfehlung, ihn das Schuljahr freiwillig wiederholen zu lassen. Seine Versetzung werde sehr »knapp« ausfallen und er sei den Anforderungen der nächsthöheren Klasse wohl nicht gewachsen. Fabians Eltern wollten davon nichts hören. Sie wohnen in einer Kleinstadt, in der es wichtig ist, »was die Leute denken und sagen«. Und was würden die denken und sagen, wenn ihr Fabian nicht aufrücken sollte? Fabian bekommt fortan Nachhilfeunterricht in Mathematik und Deutsch. Das Fußballtraining will Fabian trotz der zeitlichen Zusatzbelastung durch die Nachhilfe nicht aufgeben und Judo schon gar nicht. Dass er sich in der Schule wie in der Nachhilfe nicht voll auf die jeweilige Arbeit konzentrieren kann, sondern in Gedanken beim nächsten Fußballspiel am Samstag ist, darf man ihm nicht verdenken. Er hastet von Termin zu Termin. Überall wird ihm Leistung abverlangt. Diese Leistungen jedoch kann er unter seinen Voraussetzungen nicht erfüllen.

Fabian wird – je schlechter seine Leistungen sind –, umso mehr gefordert und überfordert, indem ihm weitere Termine zum Üben auferlegt werden. Jetzt kann er seine Zeit gar nicht mehr selbst einteilen. Seine freie Zeit wird von seinen Eltern verplant. Aus diesem Teufelskreis ist kein Ausbrechen möglich. Seine Eltern erkennen nicht, dass er unter enormem Zeit- und Leistungsdruck leidet, und rufen so seinen Dauerstress hervor.

Solchem Dauerstress können Kinder 13 Schuljahre und länger ausgesetzt sein. Ein Kind, das von seinen Emotionen und Ängsten überwältigt wird und derart unter Dauerstress steht, wird nicht in der Lage sein, den schulischen Anforderungen gerecht zu werden.

Dauerstress ist eine ständige Negativbelastung, unter der die Wiederherstellung des Gleichgewichts zwischen Anspannung und Entspannung immer seltener gelingt. Dieser Zustand führt bei Dauerhaftigkeit sowohl zu körperlichen als auch zu seelischen Problemen.

Somit unterscheidet sich Dauerstress als Dauer-Überbelastung von einer physiologischen Störung mit einmaliger Bedrohung – hervorgerufen durch einen einzelnen Reiz: Bei Dauerstress handelt es sich um einen chronischen Störzustand mit lang anhaltenden, sich in eng aufeinander folgenden Zeitabschnitten wiederholenden

Notfallreaktionen ohne zwischengeschaltete Entspannungsphasen, die grundlegende physiologische Veränderungen hervorrufen. Die äußerst schädigenden bio-chemischen Auswirkungen in allen Körperfunktionssystemen samt möglichen Langzeitfolgen werden im nächsten Kapitel beschrieben.

Wer weiterlesen möchte:

Ennulat, G. (2001): *Ängste im Kindergarten. Ein Praxisbuch für Erzieherinnen und Eltern.* München: Kösel

Finger, G. (2000): *Ja, mein Kind ist anders. Ein Mutmachbuch für Eltern behinderter Kinder.* Zürich: Kreuz

Jackel, B. (1999): *Rituale als Helfer im Grundschulunterricht.* Dortmund: borgmann publishing

Lauth, G. W. et al. (1998): *Rastlose Kinder, ratlose Eltern. Hilfen für Überaktivität und Aufmerksamkeitsstörungen.* München: dtv

Maschwitz, G. u. R. (2003): *Gemeinsam Stille entdecken. Wege zur Achtsamkeit – Rituale und Übungen.* München: Kösel

Maur-Lambert, S. & Landgraf, A. (2003): *Keine Angst vor der Angst. Elternratgeber bei Ängsten im Grundschulalter.* Dortmund: borgmann publishing

Techniker Krankenkasse (Hrsg.) (1993): *Der Streß. Stressoren erkennen, Belastungen vermeiden, Streß bewältigen.* Broschüre aus der Schriftenreihe zur gesundheitsbewußten Lebensführung. Bezug: kostenfrei über alle TK-Geschäftsstellen

Tepperwein, K. (2000): *Loslassen, was nicht glücklich macht. Krise als Chance.* Augsburg: Weltbild

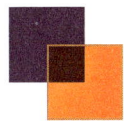

Zum Sympathikus und seinen Angst- und Stresswirkungen

Das unmittelbar eintretende Muster der Körperfunktionen bei Angst und Stress ist willentlich nicht beeinflussbar. Es läuft automatisch und immer gleich ab. Dabei zeigt es vielfältige Wirkungen in den Nerven, Hormonen, Muskeln, inneren Organen, im Skelett und Stoffwechsel sowie in Gefühlen und im Denken. Alle Funktionsabläufe in Situationen des Angstreizes und der Angstreaktion geschehen nicht isoliert voneinander, sondern laufen untereinander verbunden ab. In der Schrecksekunde setzt damit ein Flucht- oder Kampf-Reaktionsschema ein, das in einer Zeit, als der Mensch sich noch in der Wildnis behaupten musste, seine Berechtigung hatte. Heute jedoch ist die Umwelt des Menschen eine andere geworden und erfordert demzufolge auch andere, differenziertere Umgangsformen. Aber die Physiologie des Menschen ist dieselbe wie vor 100000 Jahren. Wir müssen heute die Herausforderungen unserer Zivilisation mit einem Nervensystem meistern, das in der Erstreaktion auf Angst und Stress automatisch wie bei einem Urmenschen abläuft. Tritt es als Dauerstress wiederholt in zeitlich engen Dimensionen und ohne Erholungsphasen auf, zieht es weitreichende gesundheitliche Beeinträchtigungen nach sich, besonders bei Kindern.

Die Abbildung auf der nächsten Seite zeigt die äußerlich sichtbaren Symptome der im menschlichen Organismus ablaufenden Auswirkungen der Schrecksekunde. Jeder Mensch, auch Ihr Kind, ist im ersten Moment diesem Automatismus ausgeliefert und gibt eine solch jämmerliche Figur ab. Besonders bei Kindern kann es passieren, dass sie dabei plötzlich zudem noch in einem Urin-Pfützchen stehen. In der Schule kommt das in Testsituationen, wenn sich Grundschulkinder überfordert fühlen, nicht selten vor. In dem Augenblick, in dem beispielsweise das Testblatt vor ihnen liegt, reagiert ein Teil des vegetativen Nervensystems, also des Nervensystems, über das wir keine bewusste Kontrolle haben. Die Muskulatur der Blasenwand erschlafft und das Malheur ist passiert. Die Pfütze ist schnell wieder aufgewischt. Der seelische Druck jedoch, unter dem das Kind steht, wird ihm damit nicht genommen.

Haare stehen zu Berge

Nacken eingezogen,
Schultern angehoben

Augen groß und
erschrocken

Luft wird angehalten

Rundrücken

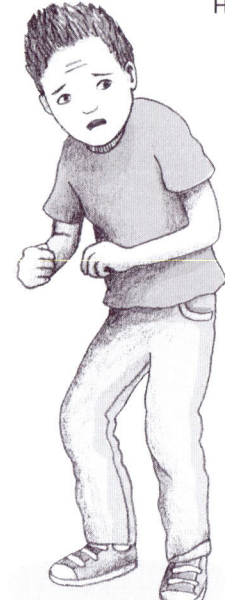

Bauchdecke flach,
Bauchmuskeln angespannt

innere Organe
arbeiten reduziert

Hände zu Fäusten geballt

in den Knien
eingeknickt

Ein Mensch in Angst

Wie kommt das zustande?

In der Schrecksekunde schießen vermehrt Adrenalin und Noradrenalin ins Blut und das zieht eine Kette von Folgeauswirkungen nach sich. So beschleunigt die so genannte Sympathikus-Reaktion den Herzschlag, erhöht den Blutdruck, schraubt die Stoffwechseltätigkeit herauf, lässt die Muskelfasern der Blutgefäße in der Skelettmuskulatur erschlaffen, sorgt für Anspannung der Muskeln im Hals- und Lendenwirbelsäulenbereich, in der Bauchdecke, den Waden und Füßen, bewirkt eine Zusammenziehung der glatten Muskulatur von Haut- und Darmgefäßen, reduziert die Gehirntätigkeit auf Stammhirnsteuerung, fährt die Verdauung zurück, verringert den Speichelfluss, erweitert die Pupillen und vieles mehr.

Schauen wir uns zunächst an, wie das vegetative Nervensystem in seinen Teilbereichen arbeitet. Dann werden auch seine funktionellen Verbindungen zu Nerven, Hormonen, Muskeln, inneren Organen, Skelett und Stoffwechsel sowie zu Gefühlen und Denken einsichtig.

Alles beginnt im Kopf – oder: Was während einer einzigen Sekunde des Schreckens sich im Kopf alles tut

Das vegetative Nervensystem versorgt die glatte Muskulatur aller Organe, Herz und Drüsen, also hauptsächlich die Eingeweide, und heißt daher auch »Eingeweiden-Nervensystem«. Seine Aktivitäten geschehen unwillentlich, weshalb sie als »vegetativ« oder »autonom« bezeichnet werden. Es besteht aus dem sympathischen und parasympathischen Teil und aus der Steuerzentrale im Gehirn und Rückenmark (auch Sympathikus und Parasympathikus genannt).

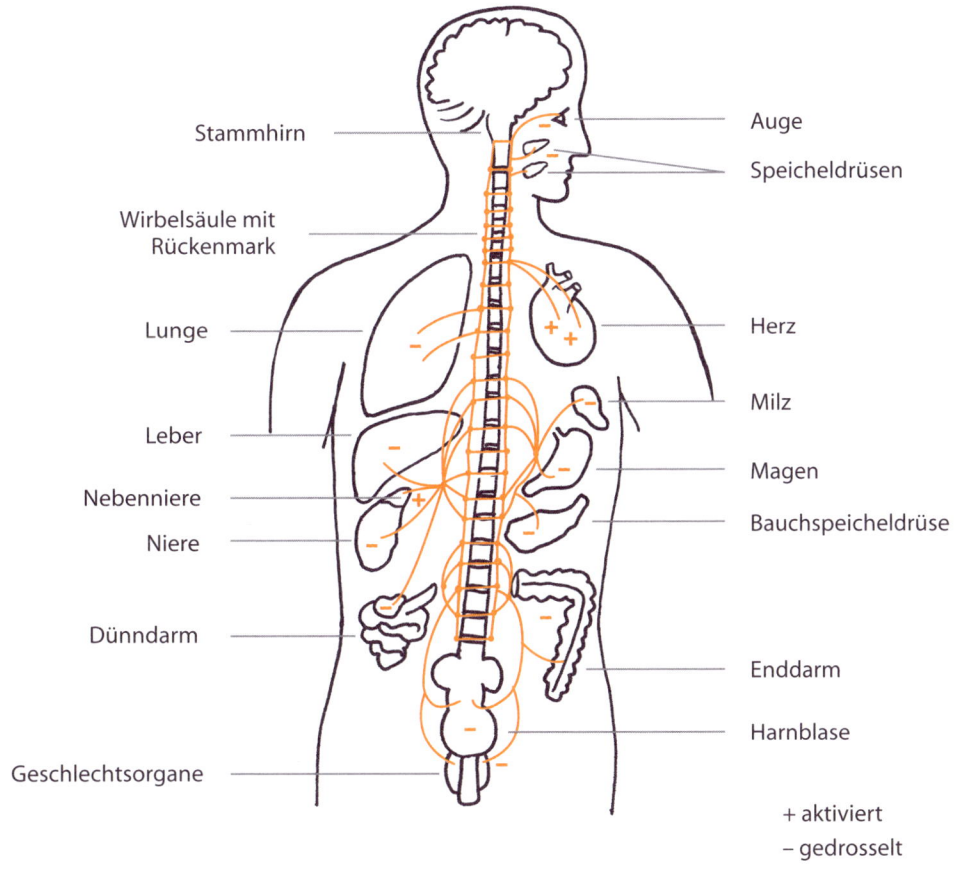

Sympathikus: der bei Anspannung wirkende Teil des vegetativen Nervensystems

Der sympathische Teil hat zwei Nervenstränge in den Seitenhörnern entlang des gesamten Rückenmarks rechts und links der Wirbelsäule. Dort bilden sich Verdickungen mit Nervenknoten, von denen Verästelungen abzweigen zu Organen im Brust- und Bauchraum sowie zum Gehirn und Rückenmark. Die Sympathikus-Reaktion sorgt mit ihren oben beschriebenen Folgeauswirkungen in allen anderen Funktionssystemen des Körpers dafür, dass blitzartig viel Energie bereit steht in Situationen physischer oder psychischer Gefährdung und Belastung. Während dieser Notfall-Reaktion werden scheinbar schlagartig nahezu alle Ausgänge des Sympathikus aktiviert. Die auslösende Reaktion findet im Gehirn statt, wo chemische Botenstoffe die Erregung in Gang setzen und weiterleiten.

Der Kopfteil des vegetativen Nervensystems erstreckt sich über ein Nervenknotengebilde im gesamten Hirnstamm samt Teilbereichen im Zwischenhirn als dem Anschlussstück an den Hirnstamm und im Limbischen System. In dieser Steuerzentrale werden die gegensätzlichen Leistungen des Sympathikus und Parasympathikus aufeinander abgestimmt, die teils der Leistungssteigerung und teils der Erholung dienen. Der Gegenspieler des Sympathikus, der parasympathische Teil des vegetativen Nervensystems, wird im nächsten Kapitel dargestellt. Er führt die Entspannung und Erholung des Organismus herbei.

Der Weg der Sympathikus-Reaktion vom Sinnesreiz, der den enormen Schrecken auslöst, bis zur Adrenalin- und Noradrenalinausschüttung im Nebennierenmark spielt sich alleine in diesem Kopfteil ab. Die Sinnesreize aus den Sinnesorganen gelangen über den Hirnstamm in das Gehirn – außer dem Riechsinn; der nimmt einen direkteren Weg. Von dort aus werden sie auf Nervenbahnen in das Limbische System geleitet und von der Amygdala, einer Struktur dieses Limbischen Systems, blitzschnell als stressig oder nicht stressig eingestuft. Die Amygdala, aufgrund ihrer Form auch Mandelkern genannt, reagiert vorwiegend mit Angst oder Wut. Zwischenabstufungen kennt sie in der Schrecksekunde nicht. Auf eine Bewertung der Situation durch das Denkhirn mit eventueller Entwarnung kann sie jetzt nicht warten. Sie setzt das Flucht- oder Kampf-Reaktionsschema in Gang, indem sie die Stressmeldung an den Hypothalamus im Zwischenhirn weiterleitet. Dieser sorgt für den notwendigen Hormonanschub in der Hirnanhangdrüse, indem er ein Freisetzungshormon an sie abgibt. Der vordere Teil der Hirnanhangdrüse beginnt nun seinerseits ein Hormon zu produzieren, das die Sympathikus-Reaktion im Nebennierenmark auslöst. Hier wird Cortisol gebildet, gefolgt von erhöhter Adrenalinausschüttung mit den typischen Flucht- oder Kampf-Symptomen als ihrem äußeren Erscheinungsbild beim »Mensch in Angst«.

Im Folgenden werden einige Symptome beschrieben, von denen Sie als Eltern das eine oder andere bei Ihrem Kind eventuell beobachten mögen, jedoch gewiss nicht alle. Diese Symptome können ihre Ursache in wiederholt ablaufenden Sympathikus-Reaktionen Ihres Kindes auf stressig empfundene Situationen haben. Schließlich wird auch aufgezeigt, welche Krankheitsbilder sich bei jahrelang anhaltendem Dauerstress daraus entwickeln können.

Für die interessierte Leserin/den interessierten Leser werden zudem die physiologischen Auswirkungen auf Nerven, Hormone, Muskeln, Skelett, Organe, Stoffwechsel, Gefühle und Gedanken erklärt, wie sie als Körperfunktionen bei Angst und Dauerstress ablaufen. Alle diese Ausführungen sind als Hilfestellungen gedacht, so dass Sie bei Ihrer Verantwortung für die Gesundheit Ihres Kindes frühzeitig die richtigen Weichen stellen können.

Wie kommt es zu Speckröllchen bei Dauerstress und zu Diabetes mellitus bei Kindern?

Unsere Kinder sind immer häufiger übergewichtig. Sie essen zu viel Süßes und Fettes und toben nicht genug im Freien, um dieses Überangebot an Energie wieder zu verbrauchen. Zum Frühstück helles Brot ohne Kruste mit Haselnusskrem, dazu Kakao – in der Schulpause ein Schokoriegel oder eine Zuckerschnecke – mittags Pommes frites mit Ketschup und zum Nachtisch ein Eis – über den Nachmittag verteilt Schokoriegel, Chips, Kekse und gesalzene Erdnüsse mit gesüßten Limonaden und coffeinhaltigen Getränken – am Abend eine Fertigpizza – ja und das »Betthupferl« nicht vergessen! Leicht überzeichnet ist das der Speiseplan vieler Kinder heute. Bei einem solchen Bombardement aus Fett und Zucker ist Übergewicht vorprogrammiert. Zudem macht der in Keksen, Limonaden und Schokolade enthaltene Raffinadezucker zappelig, wo die Kinder in der Schule doch vorwiegend still sitzen sollen, und führt zu mangelhafter Konzentrationsfähigkeit.

Zusätzlicher Dauerstress in Schule, Elternhaus und/oder Kindergruppen lässt die Speckröllchen zu unansehnlichen Fettwülsten anwachsen. Jetzt zeigt sich so mancher kleine Mops nicht mehr gerne ohne T-Shirt im Schwimmbad; denn er muss damit rechnen, von seinen Kameraden gehänselt zu werden, womit sich die Stress-Spirale für ihn weiterdreht.

Wie kommt das zustande?

Dauerstress setzt einen Zucker-Zyklus in Gang. Denn unter ständiger Überforderung steigt die Lust auf Süßes. Es werden große Mengen »leerer« Kohlenhydrate in Form von Raffinadezucker/weißem Industriezucker nachgeschoben. Raffinadezucker hat 295 Kilokalorien pro 100 Gramm. Bei gleichzeitigem Bewegungsmangel entsteht ein chronisches Missverhältnis zwischen Energieverbrauch und Zuckerangebot. Fruktose und Glukose können problemlos in Fettsäuren umgewandelt und als Fettdepots in der Unterhaut abgespeichert werden: Speckröllchen besonders an Bauch und Oberschenkeln.

In der Erstreaktion der Schrecksekunde werden die normalen Funktionen aller Bauchraum-Organe zurückgefahren. Damit schüttet die Bauchspeicheldrüse weniger Insulin aus und der Blutzuckerspiegel steigt an, so dass den Muskeln vermehrt Glukose zur Verfügung steht für ihre vermeintlich erwartete Schwerstarbeit in der Flucht- oder Kampf-Situation. Ein weiterer Gegenspieler des Insulins wirkt durch den ebenfalls gesteigerten Zuckerabbau in den Muskeln. Dort wird das in den Zellen eingelagerte Glykogen zu Glukose abgebaut, so wird dem Körper in der Notfall-Situation eine nochmals erhöhte Menge an Glukose zur Verbrennung bereit gestellt. Das führt bei Dauerstress zu einem ständig erhöhten Blutzuckerspiegel und kann bereits bei Kindern einen Diabetes mellitus zur Folge haben. Ein weiteres Hormon der Bauchspeicheldrüse, das Glukagon, spielt beim hochgefahrenen Stoffwechsel in der Schrecksekunde ebenfalls eine Rolle. Auch Glukagon steigert den Blutzuckerspiegel durch den vermehrten Abbau von Stärke in der Leber. Damit entsteht eine weitere dem Insulin entgegengesetzte Wirkung.

Dauerstress setzt auch einen Fett-Zyklus in Gang. Bei zeitlich länger anhaltendem Bombardement von Sympathikus-Attacken bleibt es nicht bei verminderter Fettaufnahmefähigkeit der Zellen, wie im ersten Moment. Der Körper will seinen erhöhten Blutfettwert schnellstens wieder los werden. Er öffnet die Zellmembranen seiner Fettzellen für mehr Fettdurchlass zwecks Ablagerung statt Verbrennung. Insulin arbeitet dabei als Fett-Zyklus-Hormon, das die Fettzellen auf Speichern vorprogrammiert. Damit wirkt Insulin zum einen im Zucker- und zum anderen im Fett-Zyklus. Unter Stress kommt es zudem noch zu einer Fastenreaktion des Körpers, einer Fett-Speichertendenz für eine vermeintliche Hungersnot – mit nochmals zusätzlichen Fettpölsterchen.

Übrigens: Dieser fatale Zucker-Fett-Zyklus wirkt nicht nur bei Kindern, auch bei Erwachsenen. Was zeigt eigentlich die Waage bei Ihnen an?

Wie kommt es zu Kurzatmigkeit und Pressatmung bei Kindern?

Besonders bei Kindern im Kindergarten- und Grundschulalter kann man häufig Kurzatmigkeit oder Pressatmung beobachten. Unter psychischem Druck oder wenn sie sich über ihre Kräfte hinaus anstrengen, neigen sie dazu, den Atem anzuhalten. Geschieht dies vermehrt, fangen sie bald an, automatisch den Atemstrom zu blockieren oder bei Anstrengung anzuhalten und den Atem nachher unter großem Druck auszustoßen. Mangelhafte Sauerstoffzufuhr und damit verbundene Muskelverspannungen manifestieren sich bereits jetzt im Kindesalter.

Kurzatmigkeit und eine zu flache Atmung sind Angewohnheiten. Angeboren hingegen ist uns das Atmen in den Bauch hinein als Tiefatmung. Haben Sie noch vor Augen, wie Ihr Kind als Baby geatmet hat? Damals konnten Sie genau sehen, wie sein Bäuchlein beim Einatmen hervortrat und beim Ausatmen wieder zurückfiel. Und heute? Heute holt es vielleicht gerade einmal so viel Luft, dass es nicht erstickt. Sie als Eltern können hier gegensteuern. Es sieht keineswegs »süß« aus, wenn Ihr Kind mit leicht geöffneten Lippen in sein Spiel vertieft ist. Der dabei entstehende leicht dümmliche Gesichtsausdruck hat etwas Puppenhaftes – sind doch Spielzeugpuppen mit offener Mundhaltung modern. Und präsentieren sich die Akteure in Fernsehsendungen nicht auch mit halb geöffneten Mündern? Kinder ahmen nach, was sie in ihrer Umwelt sehen. Woher sollen sie wissen, was nachahmenswert ist und was nicht? Setzen Sie als Eltern Grenzen und gehen Sie mit gutem Beispiel voran. Leidet Ihr Kind an chronischen Atemwegserkrankungen wie chronischer Bronchitis, Asthma oder an Dauerschnupfen, atmet es auch unökonomisch und wird auf Dauer eine Atemschwäche entwickeln. Hinzu kommt Dauerstress als ein Faktor, der ebenfalls Flachatmung begünstigt.

Wie kommt das zustande?

Bei Angst und Stress hält der Mensch in der Erstreaktion die Luft an. Dann spannen sich die Bauchmuskeln, was dem Zwerchfell den Platz zum Ausdehnen nimmt und bei der Lunge zu Flachatmung führt. Dabei wird nicht wie beim Bauchatmen die ganze Zwerchfellbeweglichkeit ausgenutzt und das Blut kann nicht in allen drei Bronchienbereichen (oben/mittig/unten) mit Sauerstoff angereichert werden. Denn die Atmung verlagert sich hier in das obere Drittel der Lunge, wobei nur 1/10 Liter Blut pro Minute mit Sauerstoff angefüllt wird – gegenüber gut einem Liter Blut pro Minute im unteren Lungenbereich bei Bauchatmung. Folglich steht dem Gehirn als dem größten Sauerstoffverbraucher eine verringerte Menge zur Verfügung, was bei längerer Unterversorgung an Sauerstoff zu Bewusstseinsstörungen und Hirnschädigungen führt. In der Notfallsituation wirkt der Organismus einer verminderten Sauerstoffzufuhr durch beschleunigten Herzschlag und Puls entgegen. Wird Flachatmung zur Gewohnheit, erhält das Gehirn auf Dauer nicht genug Sauerstoff und verliert an Leistungsfähigkeit. Ihr Kind wird unkonzentriert, unlustig, gähnt, ermüdet schnell und seine Hausaufgaben wollen ihm nicht mehr recht von der Hand gehen.

Ein krankmachendes Atemmuster kann sich auch durch falsche Körperhaltung manifestieren. Bei Flucht- oder Kampf-Reaktion in der Schrecksekunde kommt es zu Nackenanspannung, nach vorne gezogenen Schultern und einem Rundrücken oder aber zu einer Überdehnung der Körpervorderseite.

Schauen Sie sich die Körperhaltung Ihres Kindes genau an und Sie erkennen daran, ob Ihr Kind ein eher ängstlicher (zurückgelehnt, auf Flucht ausgerichtet), ein aggressivkämpferischer Typ ist (nach vorne gebeugt, auf Kampf ausgerichtet) oder einer, der es mit allem und jedem aufnehmen will (übermäßig gerade Haltung).

Umgekehrt: Sie wissen ganz genau, zu welchem Menschentyp Ihr Kind gehört. Nun schauen Sie bitte auf seine Körperhaltung als dem Spiegelbild seiner Gemütsverfassung. Auch der Rundrücken durch Dauerstress verkleinert im Laufe der Zeit die Atembewegung. Der eingesunkene Brustkorb verhindert, dass die Rippen sich beim Einatmen genügend weit auffächern können und damit eine optimale Sauerstoffversorgung des Organismus gewährleisten.

Unterstützt wird der Hang zum Rundrücken zudem noch durch Fehlhaltung beim Sitzen. Bei Kindern – bereits im Kindergarten- und Grundschulalter – ist auf Stühlen die häufigste Fehlhaltung ein Sitzen in schlaffer Haltung mit sichelförmig gebogenem Rückgrat, vornüber gebeugt samt eingesunkenem Brustkorb. Auch wer sich übermäßig gerade hält, atmet zu flach, denn sein Zwerchfell kann sich beim Einatmen nur minimal ausdehnen. Sein Brustkorb befindet sich in dauernder Ausatemstellung. In allen den genannten Fällen beeinträchtigen krankmachende Körperhaltungen massiv das von Natur aus eigentlich sehr wandlungsfähige Atemgeschehen. Dauerhaft falsches Atmen und Haltungsschäden bedingen sich gegenseitig.

Wie kommt es zu Fehlhaltungen und verspannten Muskeln bei Kindern?

Vielleicht sind Sie nun fortwährend am Ermahnen: »Halte dich gerade!« »Sitz aufrecht!« »Brust raus!« »Lümmel dich nicht so rum!« »Nimm deine Schultasche auf den Rücken, dann hältst du dich besser gerade!« Ihr Kind aber läuft trotzdem nach wenigen Minuten wieder vornüber gebeugt umher. Beim Sitzen erscheint Ihnen seine Körperhaltung noch ungesünder, so dass Sie bereits einen Termin beim Orthopäden vereinbart haben. Und was rät Ihr Kinder- und Jugendarzt, vielleicht Bewegung, Sport, Schwimmen als Ausgleich zum vielen Sitzen? Dieses übermäßig viele Sitzen unserer Kinder ist sicher mit verursachend für ihre Rundrücken. Wen wundert es, wenn Grundschulkinder wöchentlich zirka 30 Stunden sitzen, zuzüglich der Zeiten beim Essen, Fernsehen und feinmotorischen Spielen. Daneben aber können auch wiederholt als stressig empfundene Situationen zur Verschlechterung der Körperhaltung bereits bei Kindern und Jugendlichen beitragen.

Wie kommt das zustande?

Skelett und Muskeln kennen zwei Reaktionsmöglichkeiten in bedrohlich empfundenen Situationen, die hier als *Flucht- oder Kampf-Reflex* und *Herausforderungsannahme-Reflex* bezeichnet werden sollen.

Beim Kampf-Reflex ziehen sich die vorderen Beugemuskeln heftig zusammen mit gleichzeitiger Hemmung der Streckmuskeln. Letztere sind blockiert und können nicht mehr den Ausgleich zum Beugen schaffen. Hier wird das Gewicht nach vorne verlagert mit Druck auf die Fußballen und festgekrallten Zehen samt Anspannung der Bauchmuskulatur, geballten Fäusten und angespannten Armmuskeln. Der Kampf kann aufgenommen werden. Beim Flucht-Reflex dagegen ist das Körpergewicht nach hinten verlagert. Es erfolgt ein Zusammenziehen und Zurückweichen des Körpers, was den Wunsch nach Schutz und Rückzug ausdrückt. Abhängig von seiner jeweiligen Persönlichkeitsstruktur neigt ein Mensch entweder eher dazu, eine ihm gestellte Aufgabe als Überforderung zu erleben oder ihr den Kampf anzusagen. In beiden Fällen kommt es zu unwillkürlichem Beugen des Oberkörpers. Mit der Zeit wird daraus eine chronisch vornüber gebeugte Haltung. Die Folgen bei Dauerüberforderung oder Dauerstress äußern sich im Druck auf Gelenke und Wirbel mit skelettösen Auswirkungen und Muskelverspannungen zuerst im Schulter- und Lendenwirbelsäulenbereich. Durch diese krankmachende Haltungsveränderung wird auch das Fließen der Rückenmarks-

und Gehirnflüssigkeit eingeschränkt mit Beeinträchtigungen der Gehirntätigkeit. Bei den Muskelverspannungen spricht man von einem erhöhten Muskeltonus bis hin zum Hartspann, bei dem eine Lockerung der Muskulatur nicht mehr möglich ist. Symptome des ständig erhöhten Muskeltonus sind chronische Muskelverspannungsschmerzen. Derartige Muskelkontraktionen wirken zudem negativ auf die Arbeit der inneren Organe. Bei chronisch gebeugter Haltung werden vor allem Atmung und Herzfunktion eingeschränkt; aber auch Magen-Darm-Trakt, Nieren und Leber haben nicht mehr den für ihre Arbeit notwendigen Platz. Um eine Größenvorstellung zu geben, sei auf die Nieren verwiesen: Sie brauchen ungefähr je einen Zentimeter Freiraum, um voll funktionstüchtig arbeiten zu können.

Die Bauchmuskeln spannen sich in der Notfall-Reaktion unwillkürlich an; denn mit einer harten Bauchdecke konnte der Mensch in der Wildnis seine lebensnotwendigen inneren Organe vor harten Schlägen schützen. Dieses Anspannen der Bauchmuskulatur beeinträchtigt das Zwerchfell. Nach der Alarmreaktion mit angehaltenem Atem kommt es zu Flach- statt zu Bauchatmung, gefolgt von gesteigerter Herztätigkeit zur besseren Sauerstoffversorgung, die später für einen Herzinfarkt mit verursachend werden kann.

Beim Herausforderungsannahme-Reflex dagegen ist die Rückenseite des Körpers unwillkürlich angespannt. Der Rumpf wird übertrieben gerade gehalten, hohlkreuzbetont, mit dadurch überdehnter Vorderseite. Die hinteren Streckmuskeln werden zusammengezogen. Diese Körperhaltung drückt die Bereitschaft aus, sich zu behaupten. Bei andauernder Wiederholung des Gefühls, jede Herausforderung annehmen und sich ständig beweisen zu müssen, führt das zu einer Hohlkreuzhaltung. Dabei stehen die einzelnen Wirbel nicht optimal übereinander, so dass ihre versetzte Positionierung im Lendenwirbelsäulenbereich im Laufe der Zeit zu verschobener und damit schmerzhafter Druckverteilung führt. In unserer westlichen Welt wird Kindern bereits zeitig beigebracht: gerade stehen, Brust raus, Bauch rein, Blick geradeaus, fester Händedruck. Man kann dann Erwachsene beobachten, die mit eingezogenem Bauch und geblähter Brust gerade aufgerichtet zur Begrüßung einander heftig auf die Schultern klopfen. So sieht – nur leicht überzeichnet – das Selbstbild eines erfolgreichen Bürgers einer hochindustrialisierten Gesellschaft aus! Der Schwerpunkt des Rumpfes liegt beim aufrechten Gang hoch über dem Boden vor dem zehnten Brustwirbel. Beim »Brust raus/Bauch rein«-Typ wird der Körperschwerpunkt ungünstig nach oben verlagert, so dass dieser Mensch nicht mehr in seiner Körpermitte ruhen kann, sondern beständig krampfhaft um Gleichgewicht ringend seine neue Mitte suchen und halten muss.

Wie kommt es zu Nervosität, Unaufmerksamkeit und überschießender Angst oder Wut bei Kindern?

Kinder haben einen natürlichen Bewegungsdrang. Sie wollen ihre Umgebung erkunden und ausprobieren, was man womit alles anstellen kann. Sie wollen auch sich selbst spüren und erfahren. Nur so entwickeln sie realistische Körpererfahrungen als Voraussetzungen, um sich im Umfeld sicher bewegen zu lernen. Viele Kinder erscheinen von innerer Unruhe getrieben, zappelig bis hin zu hyperaktiv. Solch umtriebiges Verhalten unterscheidet sich von der natürlichen Bewegungslust dadurch, dass diese Kinder selten eine Sache zu Ende bringen, d.h. sie können sich nicht intensiv mit einem Spielzeug befassen oder ein Spiel/eine Handlung zum Abschluss bringen. Man spricht vom »Ping-Pong-Effekt«, einem Hin-und-her-Hüpfen zwischen angefangenen und abgebrochenen Aktivitäten, wobei schon wieder etwas Neues ins Visier genommen wird. Oft sind diese Kinder nicht fähig, zusammen mit Gleichaltrigen ohne Streit zu spielen. Sie wollen immer »den Ton angeben«, das Spielgeschehen bestimmen und die anderen herumkommandieren; am liebsten sogar die Spielregeln so manipulieren, dass sie selbst im Vorteil sind. Haben Sie auch solch einen kleinen Chef, der gerne mit viel jüngeren Kindern spielt, weil die sich noch nicht gegen ihn wehren können?

Dass falsche Ernährung bei Zappelkindern und kleinen Wüterichen verursachend sein kann, wurde bereits im Zusammenhang mit dem Zucker-Zyklus erläutert. Auch das Überangebot besonders an optischen und akustischen Reizen fördert den Zappelphilipp von heute.

Zudem verursachen ständige Sympathikus-Attacken mit erhöhtem Cortisolspiegel im Blut derartige Symptome und führen zu Schlafstörungen, Zappeligkeit und überschießenden Wutausbrüchen.

Wie kommt das zustande?

Als fettlösliches Hormon kann das Cortisol durch die Zellmembranen wandern, die ebenfalls aus fettähnlichen Substanzen aufgebaut sind. So durchbricht es die Blut-Hirn-Schranke und gelangt überdosiert in das Nervenknotengebilde im Hirnstamm. Dort befinden sich Rezeptoren, die das Stresshormon erkennen. Sie schicken Stressreize zum Denkhirn, wo diese den Pegel des Gehirn-Botenstoffes Noradrenalin ansteigen lassen mit erhöhter Aufmerksamkeit als aktueller Notfall-Reaktion. Bei ständig anhaltendem Stress kann die dauerhaft erhöhte Alarmbereitschaft zu Ein- und Durchschlafstörungen führen. Bei stammhirngesteuertem Handeln als Flucht- oder Kampf-Reaktion sind die

Nervenverbindungen zum Großhirn mit Handlungsplanung und Denken in den Schläfenlappen blockiert, weil hier reflexhaft ohne langes Überlegen gehandelt werden muss. Bei fehlender kognitiver Kontrolle aber kommt es zu überschießendem Angst-, Wut-, Aggressionsausbruch.

Bei dauergestressten Kindern zeigt es sich, dass sie vornehmlich unwillentlich gesteuert über ihr Stammhirn reagieren. Sie sind es eben nicht gewöhnt, ihr Denkhirn einzuschalten. So kann es beispielsweise dem Jüngsten in einer Geschwisterkette ergehen, wenn er fortwährend von seinen älteren Geschwistern »gepiesackt« wird. Er brüllt und tobt bei jeder Gelegenheit oder zieht sich zurück und hängt an Ihrem Rockzipfel, weil er Schutz durch seine Eltern sucht. Erfolgt die Stammhirnsteuerung bei Vorschulkindern vornehmlich und später über weitere Jahre hinweg, können nicht genügend gefestigte Nervenverbindungen in ihrem Großhirn entstehen, weil sich durch den seltenen Gebrauch keine ausreichend dicke Festigungsschicht um die Nervenverbindungen ausgebildet hat. Das kann zu einem Mangel an Handlungsplanung und Sprachvermögen führen. Es sind besonders diejenigen Kinder und Jugendliche, die auch dadurch auffallen, dass es ihnen an sozial verträglichen Umgangsformen fehlt wie an Einfühlungsvermögen in andere Menschen, Besonnen- und Gelassenheit, bedachtem Handeln, realistischer Selbsteinschätzung. Sie gebärden sich rechthaberisch, draufgängerisch, egoistisch, reagieren vorschnell und überschätzen sich häufig. Die Überängstlichen können ihren Standpunkt nicht vertreten, lassen sich von anderen herumschubsen und bevormunden, haben kein Selbstwertgefühl und unterschätzen ihre Fähigkeiten oft.

Beiden Gruppen fehlen demzufolge auch die sprachlichen Mittel für eine sinnbringende, logische Argumentation, mit denen sie ihre Standpunkte sachlich vertreten könnten. Als Erwachsene werden sie diese frühkindlich erworbenen Verhaltensmuster nur sehr mühsam korrigieren lernen, denn Nervenverbindungen mit den Frontallappen und dem präfrontalen Bereich im Großhirn werden nur während eines kurzen Zeitfensters in der kindlichen Entwicklung trainiert und gefestigt, was später nicht mehr nachgeholt werden kann.

In gruppendynamischen Prozessen vergiftet ein solch kleiner Wüterich die Atmosphäre durch seine negativen Gefühle und beeinflusst seine Mitmenschen damit ungünstig. Eltern wie Gleichaltrige reagieren ihrerseits aggressiv auf den Umgangston des kleinen Wüterichs. Bald ist die ganze Situation geprägt von Missstimmung. Ein Teufelskreis aus negativen Gedanken und sich selbst erfüllenden negativen Erwartungen ist in Gang gebracht und weitere unsympathische Sympathikus-Reaktionen mit vielfältigen Wechselwirkungen im Organismus sind vorprogrammiert. Die Überängstlichen schließen sich vom gemeinsamen Spiel und der Mitarbeit in der Gruppe ganz aus. Sind sie gezwungen, daran teilzunehmen, ist auch ihr Organismus den Sympathikus-Reaktionen mit psycho-vegetativen Umschaltungen ausgeliefert.

Es gibt eine Reihe weiterer sympathikusgesteuerter Wechselwirkungen im Organismus, die langfristig gesehen zu Magen-, Darm-, Nieren- und Blasenproblemen, Plaquebildung in den Arterien, Fußdeformationen, Herzrhythmusstörungen, Bluthochdruck oder Herzenge-Anfällen führen können und im Erwachsenenalter u.a. Bandscheibenvorfall, Herzinfarkt, Tennisellenbogen oder Tinnitus begünstigen.

Wer weiterlesen möchte:

Carter, R. (1999): *Atlas Gehirn. Entdeckungsreisen durch unser Unterbewußtsein.* München: Schneekluth

Cooper, R. K. & Cooper, Ph. D. (2002): *Fettarm leben.* München: Knaur

Hamm, M. (2003): *Fit und schlank mit dem GLYX.* München: Knaur

Jackel, B. (2001): »Von unsympathischen Attacken auf den Sympathikus ...« *Praxis der Psychomotorik* 26/2

Kautzmann, G. (2001): *Das Wunder im Kopf. Intelligenz, Gedächtnis und Gefühle verstehen und optimal nutzen.* Augsburg: Bechtermünz

May, S. (2000): *Mit allen Sinnen.* Klett: Stuttgart

Techniker Krankenkasse (Hrsg.) (1993): *Der Streß. Stressoren erkennen, Belastungen vermeiden, Streß bewältigen.* Broschüre aus der Schriftenreihe zur gesundheitsbewußten Lebensführung. Bezug: kostenfrei über alle TK-Geschäftsstellen

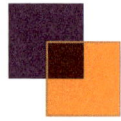

Zum Parasympathikus und seinen ausgleichenden Wirkungen

Hier geht es um den Gegenspieler des Sympathikus, den parasympathischen Teil des vegetativen Nervensystems. Mit seinen entspannenden Auswirkungen auf den Organismus kann er nach Phasen der Anforderung das innere Gleichgewicht wieder herstellen.

Ein parasympathisch gesteuerter Zustand in Form dauerhafter Untätigkeit macht auch krank. Für Wohlbefinden und Gesundheit des Menschen ist ein dosierter Wechsel von An- und Entspannen notwendig, eine ausgewogene Balance zwischen Aktivität und Ruhe, Leistung und Erholung.

Sie haben sicher schon beobachtet, wie Ihr Kind nach den Ferien sich wieder auf die Schule freut, wieder Lust verspürt, in seinen Heften zu schreiben oder auf seiner Flöte zu spielen. Und vor den Ferien mochte es die Schularbeit gar nicht mehr. Oder in einem kürzeren Zeitraum gedacht: Jeder kennt die Lust, etwas Neues/Kreatives anzugehen, nachdem er sich ein Stündchen ausgeruht und neue Kräfte gesammelt hat.

Und da gibt es noch etwas. Vielleicht ist Ihr Kind im ersten Schuljahr und es will mit dem Lesenlernen nicht so recht klappen. Das Zusammenziehen der einzelnen Laute schafft Ihr Kind im Unterricht nicht, sagt die Grundschullehrerin. Aber zu Hause in der Kuschelecke, in der Sie ihm immer etwas vorgelesen haben, da klappt das Zusammenschleifen einiger Laute schon gut.

Wie kommt das zustande?
Die Nervenbahnen des parasympathischen Teils des vegetativen Nervensystems gehen direkt von der Hirnanhangdrüse, vom Nervenknoten im Stammhirn und vom untersten Teil des Rückenmarks im Lendenwirbelsäulenbereich aus. Es gibt keinen perlschnurförmigen Nervenstrang wie beim Sympathikus. Der Parasympathikus innerviert die gleichen Bereiche wie der Sympathikus, nur gegenteilig wirkend.

Er kann die einzelnen Körperfunktionssysteme günstig beeinflussen und damit positive Bedingungen schaffen für Lernprozesse wie für die Bewältigung schwieriger Situationen (siehe Zusammenschleifen der Laute in der heimeligen Kuschelecke).

Dominiert das parasympathische Körpermuster, verhält sich der Mensch ausgeglichener. Motorische Unruhe und Erregungen lassen nach. Seine positiven Auswirkungen sind ebenso vielfältig wie die des Sympathikus: auf Nerven, Hormone, Muskeln, Skelett, innere Organe, Stoffwechsel, Gefühle und Gedanken.

Aber nicht alle physiologischen Funktionen werden durch herkömmliche Entspannungstechniken komplett heruntergefahren. Im Gegenteil: Die lebenswichtigen Körperfunktionen arbeiten unter Gelassenheit optimal.

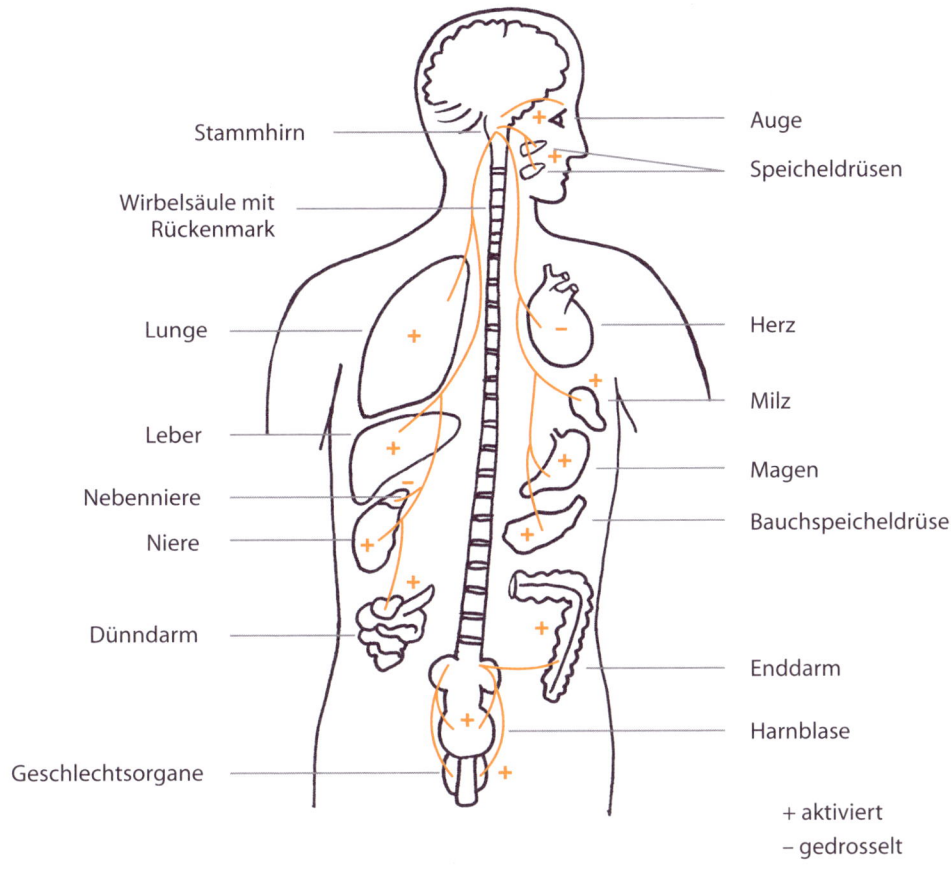

Parasympathikus: der bei Entspannung wirkende Teil des vegetativen Nervensystems

Wieder beginnt alles im Kopf

In einer spontan als stressig eingestuften Situation bewirkt die Amygdala außer den bereits dargestellten unbewussten Notfall-Stimuli an Hypothalamus und Hirnanhangdrüse eine Viertelsekunde nach der Alarmmeldung auch die Weiterleitung jener Reize an das Denkhirn. Besteht die überdachte Entscheidung darin, verbal statt physisch zu reagieren oder eine andere Strategie für passendes Handeln einzuleiten, schickt das Denkhirn hemmende Botschaften zurück zur Amygdala und von dort zum Hypothalamus. Über hemmende Freisetzungs-Hormone wird die überschießende Notfall-Reaktion mit ihren unmittelbaren Gefühlen wie Wut oder Angst gestoppt. Jetzt kann der Mensch den Ablauf der Sympathikus-Reaktion über bewusst wertende Gehirn-Instanzen unter Kontrolle halten. Umsonst heißt es nicht: »Tief durchatmen und dann erst reagieren.« Währenddessen ist nämlich die oben benannte Viertelsekunde mit kognitiver Bewertung und Rückkopplung abgelaufen, der Ausstieg aus der Sympathikus-Falle wird möglich und überdachtes Handeln kann einsetzen.

Jedoch: Von der Amygdala in Richtung Denkhirn gibt es anzahlmäßig mehr Nervenverbindungen als umgekehrt. Folglich dominieren öfters Angst oder Wut und die Notfall-Reaktion mit ihren unsympathischen Attacken auf den Sympathikus läuft ab. Sie ist leichter auszulösen als überlegtes Verhalten. Aber: Sie als Erwachsener haben im Laufe Ihres Lebens Strategien entwickelt, eingeübt und können solche bei Bedarf abrufen, die Ihnen helfen, unüberlegte Reaktionen zu stoppen und das parasympathische System einzuschalten. Ihr Kind hat diese Strategien noch nicht und tappt deshalb häufiger in die Sympathikus-Falle. Im Praxisteil werden kindgerechte Entspannungsübungen eingeübt, die Sie zusammen mit Ihrem Kind öfters wiederholen und zu Gewohnheitsstrategien ausbauen können.

Auch Entspannung ist »Arbeit«

Was heute unter »Wellness« verstanden und angeboten wird, sind vielfältige Wege, den parasympathischen Teil des vegetativen Nervensystems anzukurbeln. Da der Mensch hierbei aktiv mitarbeiten muss, spricht man von »Entspannungsarbeit«. Hat sie Erfolg, ist das Individuum wieder im Gleichgewicht, d.h. der physische und der psychische Teil im Menschen bilden ein harmonisches Ganzes.

Wie kommt Entspannung im physischen Teil des Organismus zustande?

In entspanntem Zustand lockern sich die Skelettmuskeln. Es entsteht eine Wohl-Spannung. Die beste Körperstellung für Lockerung stellt das Liegen dar, weil gegenüber dem Stehen der Kampf gegen die Flieh- und Schwerkraft entfällt und eine Entlastung der gesamten Stützmotorik erreicht wird. Damit ist die Anzahl der Körpersignale zum Gehirn hin vermindert und folglich werden umgekehrt auch die Impulse zur Stützmotorik weniger.

Das Zusammenspiel zwischen Muskeltonus und Atemintensität gilt auch aus der Perspektive des Atems mit Regulation des Muskeltonus in Folge. In der Entspannungsarbeit wird oft bei bewusster und kontrolliert ausgeführter Bauch-, Tief- oder Zwerchfellatmung angesetzt und ein gleichmäßig gleitender Bewegungsfluss dem Atemrhythmus angepasst – nicht nur in der Atemtherapie. Ist die Atmung vorrangig in das Bewusstsein gehoben, kann sie beim Konzentrieren auf ihr ruhiges Ein- und Ausströmen die Muskelspannung senken und stressmindernd wirken. Der Atemrhythmus in Ruhe besteht aus drei Phasen:

(1) dem Einatmen mit seiner Anspannung des Zwerchfelles und der Dehnung/Weitung des Brustraumes, (2) einer Atempause, in der sich die Luftröhre im Rachen vor dem Ausatmen für einen Augenblick verschließt und Ein- und Ausatmen dann weich ineinander überfließen und (3) dem Ausatmen mit dem Zusammenfallen des Brustraumes als einem Vorgang der Entspannung, welcher in der darauf folgenden Atemruhe ausklingt und zugleich wieder in die neue Einatmungsphase überführt. Die Atemzüge sollen dabei möglichst lang sein. Für Ihr Kind ist eine Einatemphase von vier Zählschritten (1 – 2 – 3 – 4) erreichbar, eine Atempause von zwei Zählschritten (1 – 2) und eine Ausatemphase von wieder vier Zählschritten (1 – 2 – 3 – 4). Sie als erwachsene Person können Phasen von bis zu acht Zählschritten erreichen. »Anfänger« sollten mit kürzeren Atemphasen beginnen und diese beim Üben kontinuierlich verlängern.

Bei entspannter Bauchatmung kommt es zu einer Organmassage im Bauch- und Beckenraum. Verklebungen der Innenorgane werden gelöst und der Stoffwechsel ebendort ist angeregt. Man muss dabei unbedingt genug trinken, um die gelösten Giftstoffe auszuschwemmen.

Unter der Wirkung von Vorstellungsbildern wird die Atmung insgesamt flacher und gleichmäßiger. Sie geht durch die Reizarmut der Umgebung automatisch zur Bauchatmung mit verändertem Atemrhythmus über: längere Atempausen wie im Schlaf bei gleichzeitig vorherrschenden Alpha-Wellen. Das sind Hirnstromwellen mit einer Frequenz von 8 bis 11 Hertz. Sie treten vorwiegend im Traumstadium des Schlafes auf.

Meditierende Menschen haben eine Gehirnwellenaktivität gleicher Stärke. Was wir heute als Entspannungsreaktion bezeichnen, tritt ein, wenn diese Alpha-Frequenzen vorherrschen. Bei Hirnstromwellen dieser Stärke ist die Blutzufuhr zum Gehirn gesteigert und die Funktionen des Gehirns und des vegetativen Nervensystems werden ausgeglichen. Alpha-Wellen können im EEG sichtbar gemacht werden.

Die positiven Veränderungen bei der Herztätigkeit und den Gefäßen bestehen in einer Erweiterung der nach außen hin liegenden Gefäße, einer Abnahme der Herzschlagfrequenz und der Senkung des Blutdruckes.

Wie kommt Entspannung im psychischen Teil des Organismus zustande?

Emotionale Reaktionen wie Wut, Angst oder Freude lassen sich in der gelungenen Parasympathikus-Situation nur noch geringer provozieren. Bereits vorhandene ängstliche Gefühle oder Ärger werden zurückgesetzt. Dafür rücken Wohlgefühle in den Vordergrund und verstärken sich. Es kommt zur Ausschüttung von Endorphinen.

Eine in Überflussgesellschaften weit verbreitete Strategie, um zu (wenn auch nur kurzfristiger) innerer Ausgeglichenheit zu gelangen, ist der Konsum von Schokolade. Damit kann die Produktion des Botenstoffes Serotonin angekurbelt werden, der für gute Laune sorgt. Der Wirkmechanismus auf der Schokoladen-Endorphinen-Achse läuft wie folgt ab: Schokolade enthält Kakao mit einer Aminosäure, aus welcher der menschliche Organismus den Botenstoff Serotonin herstellt. Unter dem Vorhandensein von Serotonin wiederum erfolgt in Nervenzellen die Produktion von Endorphinen mit Zufriedenheit erzeugender bis hin zu euphorisierender Wirkung. Deshalb spricht man von Endorphinen als »Glückshormonen«, ausgeschüttet in als angenehm empfundenen Situationen.

Hier soll auf keinen Fall der Schokoriegel als Glücksbringer propagiert werden. Das hat die Werbung bereits hinlänglich getan, die gesundheitlichen Schäden verschweigend. Im Folgenden werden hingegen einige ernährungswissenschaftlich unbedenkliche Wege angeführt, auf denen Sie und Ihre Familie zu Wellness und zum Erhalt des gesunden Serotonin-Spiegels kommen können.

Was macht eine Atmosphäre des Wohlfühlens aus?

Zu Wohlgefühlen als positiven Emotionen, die aus den parasympathischen Reaktionen herrühren, kommt es bei bestimmten Arrangements mit angenehmer Atmosphäre. Dazu zählen u.a. Licht und Farben, Raum und Luft als äußere Voraussetzungen für innere Harmonie.

Jedes menschliche Gehirn interpretiert das über den Sehsinn einströmende Farbspektrum individuell verschieden, bedingt durch ganz persönliche Erinnerungen an Situationen, in denen bestimmte Farben positiv oder negativ gewirkt haben. Der eine liebt zartes Gelb, der andere Orange und wieder ein anderer ein helles Blau oder ein Türkis. In der Entspannungsarbeit mit Kindern zeigt sich, dass diese auf Fantasiereisen mit hellem, klarem Blau besonders häufig positiv reagieren (Unterwasserbilder, Seeoberflächen bei blauem Himmel), da Kinder sich meist im Wasser sehr wohl fühlen. Das klare Blau wirkt erfrischend und besänftigend zugleich. Bei sehr ängstlichen Kindern kann sich Gelb als hilfreich erweisen zur Aufheiterung und zum wohligen Verweilen – an die entspannende Wirkung von Sonne und Wärme erinnernd. So können Farben als Aktivierungshilfen dienen für die Energiezentren im Körper.

Besteht ein Verlangen nach einer Farbe, kann dies Anzeichen dafür sein, dass bestimmte Hormonfunktionen geschwächt sind. Über das vegetative Nervensystem vermögen gewisse Farben die ihnen zugeordneten Körperbereiche und funktionell zugehörenden Hormonproduktionen samt Organfunktionen zu stärken. So wird dem Gelb eine Stärkung des Solarplexus zugeschrieben, dem Nervenknotengebilde oberhalb des Nabels, mit Anregung des Organs Magen und den Funktionen der Bauchspeicheldrüse.

Nach der indischen Heilslehre der Chakren ist jedem der sieben Haupt-Energiezentren eine andere Farbe als Aktivierungshilfe zugeordnet. In Wohnräumen lassen sich mit speziell arrangiertem Farblicht förderliche Wirkungen erzielen für Ruhezonen zur Entspannung. Für Kinderzimmer werden gedämpfte Töne in zartem Gelb, Grün oder Blau empfohlen, da sie beruhigend wirken. Von großen und grellen Flächen in Rot rät man ab, da sie Kinder aufregen können. Dort werden sie schlecht zur Ruhe oder gar zum Schlafen kommen.

Wird die Raumluft mit einbezogen, spricht man von einem »guten Raumklima«. Raumluft ist eine chemisch-physikalische Größe. Gute Raumluft zeichnet sich aus durch ein ausgewogenes Verhältnis der positiv und negativ geladenen Luft-Ionen von etwa 50:50 Prozent sowie durch einen geringen Anteil an Schmutz-Ionen. Das sind diejenigen Ionen, an die sich Staubpartikel und Mikroorganismen aus der Raumluft angehängt haben (Schimmelsporen, Milbenkot, Kunststoffpartikel) zusammen mit elektrischer Aufladung durch Synthetikteppiche, Computer, Fernsehapparate. Auch deshalb gehört ein Fernsehapparat oder eine Play-Station nicht in den Raum, in dem Ihr Kind Hausaufgaben macht oder schlafen soll. Mit steigender Anzahl der Schmutz-Ionen nimmt zugleich die Anzahl der unbelasten Ionen in der Raumluft ab. Ganz besonders bei Entspannungsübungen mit Bauchatmung sollte die Raumluft eine hohe Anzahl an positiv und negativ geladenen Luft-Ionen und möglichst wenig Schmutz-Ionen enthalten, damit bei der Bauchatmung auch wirklich eine gesteigerte Sauerstoffzufuhr erfolgt. Damit wird außer dem Zellstoffwechsel besonders dem Gehirn als dem größten Sauerstoffverbraucher eine optimale Arbeitsbedingung geschaffen. Es kann besser denken, sich konzentrieren und flotter arbeiten.

Auf physikalischer Ebene gesehen verbrauchen brennende Kerzen Sauerstoff durch die Emission von Staub, Ruß, Stickstoff- und Kohlenstoffoxiden. Dennoch: Eine angenehme Kerzenlicht-Atmosphäre schafft Geborgenheitsgefühle. Denn warmes Licht vertreibt Ängste und trübe Gedanken. Wollen Sie mit Ihrer Familie besonders in der dunklen Jahreszeit ein sanftes Licht genießen, schaffen Salzkristall-Leuchten ein gesünderes Raumklima bei gleichermaßen anheimelnder Atmosphäre. Ihr Geborgenheit verleihendes oranges, warmes Licht unterstützt einerseits eine liebevolle und gut gelaunte Kommunikation. Andererseits wirkt das erwärmte Salz ionisierend und verbessert das Verhältnis von negativen zu positiven Ionen im Raum.

Wer weiterlesen möchte:
Greenfield, S.A. (2003): *Reiseführer Gehirn.* Heidelberg/Berlin: Spektrum Akademischer Verlag
Jackel, B. (2000): *Das Netzwerk des Lernens aus neurophysiologischer Sicht.* Dortmund: borgmann publishing
Jackel, B. (2003): *Lustige Sinnesgeschichten für kleine und große Leute. Sinnlich-sinnvolle Anregungen zum Nachdenken und Nachspielen.* Dortmund: borgmann publishing
Kautzmann, G. (2001): *Das Wunder im Kopf. Intelligenz, Gedächtnis und Gefühle verstehen und optimal nutzen.* Augsburg: Bechtermünz
May, S. (2000): *Mit allen Sinnen.* Klett: Stuttgart
Techniker Krankenkasse (Hrsg.) (1993): *Der Streß. Stressoren erkennen, Belastungen vermeiden, Streß bewältigen.* Broschüre aus der Schriftenreihe zur gesundheitsbewußten Lebensführung. Bezug: kostenfrei über alle TK-Geschäftsstellen
Wolfram, K. (1999): *Salzlampen. Das Licht aus der Erde.* München: Droemer

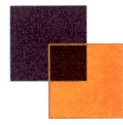

Einzelne Bausteine innerer Ausgeglichenheit

Die einzelnen Bausteine, aus deren Zusammenwirken sich innere Ausgeglichenheit entwickeln kann, bedingen einander und gehen ineinander über. Was ist Bewegung ohne richtige Atemtechnik und umgekehrt? Keine Stille-Übung kommt ohne die rechte Atmung zustande oder ohne eine Umgebung, die eine angenehme Atmosphäre schafft, sowie ohne positives Denken und Wohlgefühle als Basis für eine förderliche emotionale Ausrichtung. Umgekehrt sorgen Wohlgefühle für den rechten Muskeltonus und eine fließende Bewegung ohne Hast, Unruhe und Verspannung – eben von Stille geprägt. Und die Ernährung? Eine gesunde und ausgewogene Ernährung stellt die Basis dar für optimales Arbeiten aller Funktionssysteme des Organismus. Diese Funktionssysteme gilt es parasympathisch anzukurbeln.

Wie bereits mehrfach angeklungen, eignen sich Entspannungstechniken, den Parasympathikus in Gang zu bringen und zeitweilig für Ausgeglichenheit im Organismus zu sorgen. Da es gilt, besonders Kindern für schwierige Situationen Hilfestellungen zu geben, können Sie als Eltern präventiv in der Familie, pädagogische Kräfte in Kindergarten und Schule sowie therapeutische Fachkräfte in Sportförderkursen, Motopädie und Ergotherapie kindgerechte Entspannungsübungen vermitteln im Sinne von Selbsthilfe-Programmen. Die Kinder lernen, diese später nach einigem Training als Strategien zur Stressbewältigung selbst in Gang zu setzen.

Und gehen Sie bitte mit gutem Beispiel voran. Auch Ihr Tagesablauf braucht ein ausgeglichenes Verhältnis von An- und Entspannung, eine Wohlfühlatmosphäre und ein harmonisches Zusammenleben im familiären Bereich.

Solche Entspannungstechniken alleine können nur eine zeitweilige Ausgeglichenheit herbeiführen. Der Weg zu einem dauerhaften Zustand innerer Harmonie besteht aus Mosaiksteinen, welche körperliche, geistige und seelische Bereiche – oder anders gesagt: physische, mentale und emotionale Bereiche – umfassen. Diese Mittel, die wir haben, um gesünder und harmonischer zu leben, sind so einfach und billig, dass wir sie meistens vergessen. Besinnen wir uns wieder auf sie:

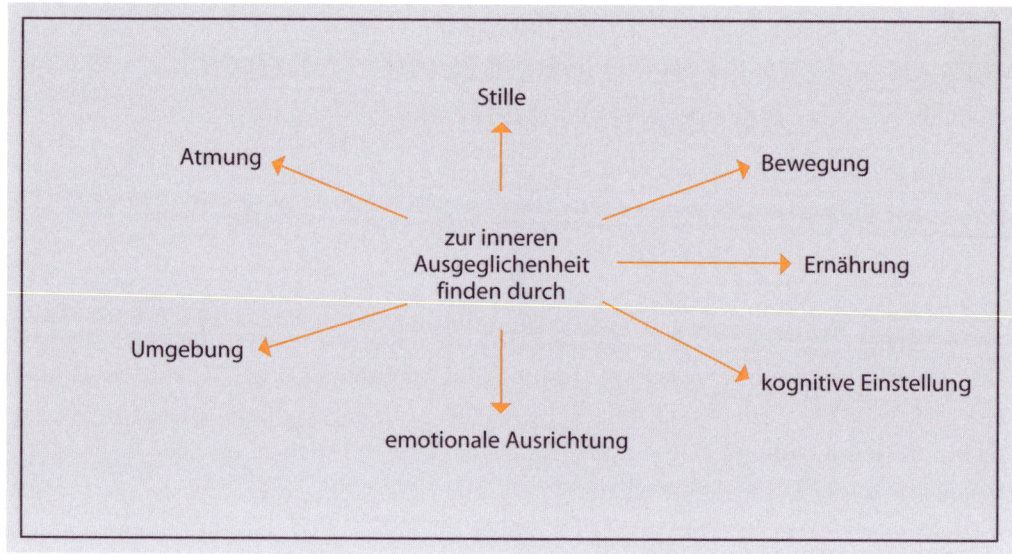

Wirkgrößen innerer Ausgeglichenheit

Wie sieht eine gesunde Ernährung für Kinder aus?

Eine gesunde Ernährung ist die fundamentale Voraussetzung für alle anderen Bausteine, die bei innerer Ausgeglichenheit eine tragende Rolle spielen. Eiweiße, Fette, Kohlenhydrate, Mineralstoffe, Spurenelemente, Vitamine und Enzyme müssen dem Organismus in ausreichendem Maß und in ausgewogener Relation zugeführt werden, um als Bausteine den Körper zu erhalten und als Betriebsstoffe die körpereigenen Funktionen erfüllen zu können. Aus ernährungswissenschaftlicher Sicht sollten die Proteine ungefähr 15%, Fette 25% und Kohlenhydrate 60% der täglichen Nahrungsaufnahme ausmachen.

Gesunde Ernährung enthält alle Nährstoffe, ist nicht zu üppig und wird in fünf Mahlzeiten eingenommen; zudem ausreichende Flüssigkeit über den Tag verteilt. In unserer hochindustrialisierten Gesellschaft werden zunehmend häufig konservierte Nahrungsmittel verwendet. Dabei ist es schwer, alle für eine gute Gesundheit erforderlichen Nährstoffe und andere lebenswichtige Substanzen in ausreichender Menge aufzunehmen. Auch durch ungesunden Anbau, langen Transport, falsche Lagerung oder unsachgemäßes Zubereiten werden Nahrungsmittel ernährungsphysiologisch weniger wertvoll. In Fertigprodukten sind zudem Konservierungsstoffe, Geschmacksverstärker, Aromastoffe und Farbstoffe enthalten. Wussten Sie, dass beispielsweise ein Erdbeerjoghurt kaum noch Erdbeeren enthält? Stattdessen wird der Erdbeergeschmack über Sägemehl erzeugt. Der Primärweg führt über Produkte aus biologischem Anbau oder dem eigenen Garten.

Viele Menschen mit dem Hang zu Fast Food als einseitiger Ernährungsgewohnheit greifen deshalb zum Ausgleich zu Functional Food, einer neuen Generation zeitsparender Lebensmittel, die sowohl satt macht als auch gesundheitsfördernd sein soll. Neben den wertvollen Omega-3-Fettsäuren sind Vitamine, Spurenelemente, Ballaststoffe, förderliche Milchsäurebakterien herkömmlichen Lebensmitteln zugesetzt: Vitamincocktail im Saft, probiotische Bakterien im Joghurt – bereits in Kleinkindnahrung. Im Fokus stehen dabei die antioxidativ wirkenden Vitamine A, C und E, die die körperschädigenden freien Radikale unschädlich machen und das Abwehrsystem unterstützen können. Stress gehört zu den schädlichen Einflüssen, die zur Vermehrung der freien Radikale führen. Schutz bilden die Antioxidantien. Aber wenn Nährstoffe zunächst isoliert und dann wieder wie im Functional Food zugesetzt werden, ist ihre Wirkung niemals so positiv wie in natürlichen Lebensmitteln. Obst und Gemüse sind natürliche, antioxidative Lebensmittel. Zu allen fünf Mahlzeiten des Tages bei gleichzeitiger Reduktion des Fleischanteils gegessen, machen sie eine gesunde Ernährweise aus.

Ernährungswissenschaftler kommen zu der Erkenntnis, dass im Verhältnis zueinander 20% saure und 80% basische Nahrungsmittel aufgenommen werden sollen. Pflanzliche Nahrung ist basisch. Im langen Verdauungstrakt des Menschen sind ihre Ballaststoffe von Vorteil gegenüber für uns schwerer verträglichem Fleisch, das während der langen Verweildauer ebendort bereits zu gären beginnt. Fisch, Fleisch, Eier und viele Käsesorten sind säurebildend. Bei Kindern führt vor allem der in Keksen, Limonaden und Schokolade enthaltene Raffinadezucker zu Übersäuerung, erhöhtem Drang nach Bewegung und fehlender Konzentrationsfähigkeit. Gemüse und Obst wirken beruhigend und sind deshalb nicht nur bei hyperaktiven, zappeligen und unkonzentrierten Kindern angezeigt.

Auch auf die sekundären Pflanzenstoffe im Obst und Gemüse mit ihren bioaktiven Wirksubstanzen zum Neutralisieren freier Radikaler sei hingewiesen wie Flavonoide, Isoflavone, Karotinoide u.a. Ihre Entdeckung hat das bisherige Wissen über Nahrungsmittel grundlegend verändert.

Zu einer gesundheitsförderlichen Ernährung gehört auch das Trinkverhalten: ungefähr drei Liter Mineralwasser, Kräutertees, Mixgetränke mit Molke und verdünnte Fruchtsäfte. Über den Tag verteilt liefern sie Mineralstoffe und Spurenelemente und sorgen für das Ausschwemmen von Giftstoffen aus dem Körper. Auch wasserreiches

Obst und Gemüse wie Melonen, Kirschen, Gurken und Tomaten regulieren den Wasserhaushalt. Bieten Sie Ihrem Kind über den Nachmittag verteilt Möhren, rohe Gurken- oder Apfelscheiben an statt süßer Leckereien mit verstecktem Fett und Raffinadezucker.

Wie sieht eine förderliche Bewegungsvielfalt für Kinder aus?

Die Stresshormone in Belastungssituationen lösen Bewegungsdrang aus. Diesem sollte man nicht nur zwecks Stressabbau nachgeben, sondern förderliche Bewegung zu einem integralen Bestandteil des täglichen Lebensrhythmus in jedem Lebensalter machen; ganz besonders bei Kindern. Denn Bewegung trainiert Muskeln und Skelett, verbessert das Abwehrsystem, fordert und stärkt Herz, Kreislauf und den Stoffwechsel, fördert die Wahrnehmung des eigenen Körpers über alle Sinne und wirkt entspannend über das vegetative Nervensystem.

Da das Knochenwachstum im vorpubertären Alter stark abhängig ist vom Kalziumgehalt und der Bildung des Vitamin D im Körper, kann gerade in heutiger Zeit mit dem seit Jahrzehnten ansteigenden Bewegungsmangel unserer Kinder nicht dringlich genug auf die Notwendigkeit von kalziumreicher Ernährung und Bewegung an frischer Luft besonders im Kindesalter hingewiesen werden. Bewegungsmangel kann zu einer unzureichenden Knochendichte führen. Außerdem verbessert Bewegung durch die dabei erhöhte Durchblutung die Sauerstoffversorgung der Muskeln. Chronischer Nichtgebrauch der Skelettmuskeln bei Stubenhockern führt zu schlechter Kondition und nicht selten zu Bewegungsmangelkrankheiten wie Bluthochdruck, Abwehrschwäche und psychischen Tiefs. Unlustig hängen die Stubenhocker herum, wissen oft mit sich nichts Rechtes anzufangen, reagieren aggressiv und kommen auf »dumme Gedanken«.

Jede sportliche Betätigung verursacht lokale Reizungen des Muskelgewebes und kleinste Verletzungen im Gewebe. Körpereigene »Killerzellen« reparieren diese winzigen Defekte. Anzahl und Effizienz jener Killerzellen steigt durch mäßiges körperliches Training. Bei sportlich Aktiven arbeitet somit das Abwehrsystem gestärkt. Bei Bewegungsmuffeln können krank machende Viren leichter körpereigene Zellen zerstören. Gehören Sie auch zu den Eltern, die ihr Kind vor jedem Regentropfen im Herbst und Winter bewahren wollen, indem sie es mit dem Auto transportieren? Dann brauchen Sie sich nicht zu wundern, wenn in dieser Jahreszeit der Verbrauch an Papiertaschentüchern sprunghaft ansteigt und Ihr Kind von einer Erkältung in die nächste schlittert. Helfen Sie bei der Stärkung des kindlichen Abwehrsystems durch viel vitaminreiches Obst und Bewegung an der frischen Luft, auch bei kaltem und nassem Wetter. Auf die angemessene Kleidung kommt es dabei an.

Bewegung treibt auch das Herz-Kreislauf-System an. Der Herzmuskel wird gestärkt. Damit sinkt die Pulsfrequenz und das Herz arbeitet ökonomischer und kann pro Schlag mehr Blut durch den Körper pumpen. Der Blutdruck stabilisiert sich. Das Gehirn wird besser durchblutet und arbeitet konzentrierter. Auch die Lunge ist besser durchblutet, die Atmung kräftiger und alle Körperzellen können ausreichend mit Sauerstoff versorgt werden. Zudem kommt es zur Beschleunigung des Stoffwechsels, auch mit gesteigerter Depotfett-Verbrennung aus den Muskeln zu Glukose, und zu niedrigeren Cholesterinwerten. Der gesamte Zellstoffwechsel ist gesteigert und der Körper schwemmt die beim Stoffwechsel angefallenen Giftstoffe rascher aus. Ist an manchen Tagen keine Zeit für Außenspiel und Sie müssen Ihr Kind zum Einkaufen mitnehmen, benutzen Sie die Treppe statt des Aufzuges. Auch Treppensteigen fördert das Herz-Kreislauf-System. Und gehen Sie mit gutem Beispiel voran. Auch Ihnen tut tägliches Teppensteigen gut.

Botenstoffe, beispielsweise Endorphine, werden bei so aktiviertem Kreislauf beschleunigt durch das vegetative Nervensystem transportiert, in schnellerem Tempo als in Ruhephasen. So erzeugen die Endorphine mit ihren morphinähnlichen Eigenschaften während und nach einem Langlauftraining Glücksgefühle; man spricht vom »Runner's high«. Folglich können Stressoren nicht mehr in dem Maße greifen wie vor dem Lauf.

Alle Arten von Bewegung wie beispielsweise Tanz, Fitnesstraining, Langlauf oder Progressive Muskelentspannung lindern die körperlichen Symptome von Stress, da sie es ermöglichen, die im Körper angestaute Spannung teilweise abzubauen. So kommt es bei der Progressiven Muskelentspannung durch die gezielte, willentliche Anspannung und die nachfolgende Lockerung bestimmter Muskelpartien im provozierten Kontrast zu sofortigen und intensiven Entspannungsempfindungen. Über das Zusammenspiel im vegetativen Nervensystem, hier im Parasympathikus, können Muskeln, Blutgefäße und Nerven an- und entspannen. Damit wird die Reiz-Reaktions-Kette von angstbesetzten Situationen durchbrochen und das Gleichgewicht nervaler und hormoneller Funktionen wiederhergestellt. Jedoch: Sieht der stressgeplagte Mensch in Sport und aktivierender Körperarbeit eine weitere Pflicht, die er zu erfüllen hat, wird sich dabei keine innere Ausgeglichenheit einstellen, sondern ein weiterer Stressor hinzugefügt.

Im Praxisteil wird der Progressiven Muskelentspannung breiter Raum gegeben, ebenso den Bewegungsspielen.

Wie können Kinder Stille-Übungen genießen?

Stille kann nicht auskommen ohne Zur-Ruhe-Kommen, ohne Loslassen stark erregender Vorstellungen und Gefühle sowie unbewältigter Konflikte. Für »Anfänger« beim Stillwerden, wie Kinder, sind deshalb Objektbetrachtungen im Sinne von »Objektmeditationen« besonders geeignet. Äußeres Zeichen ist das Stillsitzen, die Bewegungsruhe. Dabei wird die Aufmerksamkeit auf ein bestimmtes Objekt als Hilfsmittel zum Stillwerden gerichtet. Ist die Aufmerksamkeit auf ein bestimmtes Ziel fokussiert, kann sie nicht umherwandern. Deshalb spricht man auch von »konzentrativer Meditation«.

Was unter dem Begriff Meditation verstanden wird, hat eine enorme Bandbreite – nicht nur durch die unterschiedlichen Erkenntnisgrundlagen in östlichen und westlichen Kulturen. Allen Definitionen gemein ist die Auffassung, sie könne als Mittel dienen, dass ein Mensch innerlich ausgeglichen wird. Aktivitätsenergie wird in bewusste Ruhe umgewandelt. Meditative Sinneserfahrungen sind andere als etwas aktiv zu er- und befühlen, stoßen, ziehen und loszulassen. Sie entstehen durch Vorstellungskraft, Imagination, Visualisation.

Bei Stille-Übungen kann es zu Sinnesempfindungen kommen, ohne dass dabei Rezeptoren gereizt werden. Hier erinnert der Meditierende Dinge, Pflanzen, Tiere und deren Wirkweisen aus der realen Umwelt, mit denen er positive Sinneswahrnehmungen erlebt hat, und lässt sie über seine Vorstellungskraft wieder aufleben. Dazu müssen natürlich die realen Erlebnisse vorangegangen sein wie beispielsweise das Streicheln der Gesichtshaut durch einen lauwarmen Wind, der Duft von Tannenzapfen und Baumharz, das angenehme Berührungsgefühl beim Fellkraulen einer Katze. Das Individuum muss auf einen Fundus an derartigen positiven Eindrücken aus der Umwelt zurückgreifen können in dem Sinn, dass es weiß, was eine angenehme Berührungsqualität darstellt. Will man nachvollziehen, dass etwas »angenehm weich« ist, muss man wissen, wie sich solches anfühlt. Dabei kann durchaus das, was als »angenehm« und »weich« empfunden wird, sich von Mensch zu Mensch graduell unterscheiden und es wird keineswegs von jedem dabei das gleiche Objekt erinnert. Der eine denkt an das Fell einer Katze, ein anderer an das Fell eines Langhaarhundes oder Angorahasen, welches für ihn angenehm war.

Für Kinder sind Fantasiegeschichten und Traumreisen, die einen positiven emotionalen Bezug zum Thema herstellen, ein besonders geeignetes Mittel zum Entspannen und Wohlfühlen. Fantasiereisen entsprechen der kindlichen Art zu denken. Kinder beschäftigen sich ja auch gerne mit Tagträumen und Fantasiebildern. Dabei treten

Gegenstände, Pflanzen und Tiere samt ihren Wirkweisen aus der realen Umwelt in den Hintergrund. Alles wird möglich. Die Realität wird für die Kinder »umgestrickt«, so dass positive Gefühle entstehen, die wiederum die Umschaltung auf den Parasympathikus einleiten. Allerdings folgen Kinder Fantasiegeschichten eher passiv. Werden sie mit Instruktionen für Handlungen aktiv in das Geschehen mit einbezogen, kann das Entspannungsgeschehen auf physiologischer Ebene noch wirkungsvoller unterstützt werden (z.B. »Wir helfen dem ..., wenn wir alle jetzt ganz tief in den Bauch hineinatmen und dann das Feuer gemeinsam auspusten.«).

Zu den Stille-Übungen gehört auch die Mandala-Meditation. Ursprünglich stellen Mandalas eine Meditationshilfe aus der indischen und tibetischen Tradition dar. In diesen Kreisbildern, die um ein ordnendes Zentrum ausgerichtet sind, werden über deren Symbolsprache psychisch Prozesse in Gang gesetzt, die dem Betrachter neue Erkenntnisse bringen. Der Aufbau des Runden mit einem Zentrum ist generell wesentliches Ordnungsprinzip des Lebens. Wenn Kinder altersgerechte Mandalas ausmalen, spüren sie etwas von dieser sinnvollen Lebensordnung. Sie erscheint ihnen rund und ganz im Gegensatz zu den Erfahrungsbruchstücken, wie sie der Alltag bietet und mit denen Kinder oft überfordert sind.

Zu allen hier erwähnten Arten von Stille-Übungen finden sich im Praxisteil Spielvorschläge.

Wie hilft Kindern vertiefte Bauchatmung?

Die Atmung passt sich jeder Bewegungsvariante, Körperhaltung, Handlungsabsicht und Gemütsverfassung an. So kann sie sich nach schnellem Lauf unter Mitwirken der Atemhilfsmuskeln sofort wieder auf normale Atembewegung umstellen.

Es wurde bereits dargelegt, dass Atmen und Körperhaltung sich gegenseitig beeinflussen. Es gilt, in der Atem- und Haltungsarbeit bewegliche Körperhaltung und spannkräftige Atmung als sich gegenseitig unterstützend zu üben, anstatt die Atmung als Beiprodukt sportiver Bewegung zu vernachlässigen. Besonders der Muskeltonus lässt sich über vertieftes Atmen und Steigern der Blutzirkulation regulieren. Es entsteht wieder ein lockerer Tonus, der als angenehm empfunden wird und Wohlbefinden nach sich zieht. Solches führt zu innerer Ausgeglichenheit und Entspannung. Denn kann der Muskeltonus sich den verändernden Situationen anpassen, wenn der Wechsel zwischen

An- und Entspannung stattfindet, ist der Organismus flexibel, koordiniert und reaktionsfähig, d.h. innerlich und äußerlich im Lot.

Bauch- oder Tiefatmung im Laufen, Liegen, Sitzen sowie im Einklang mit langsamen, atemunterstützenden Bewegungssequenzen wird zunächst vom Übenden bewusst ausgeführt, um später in belastenden Situationen zum Anschub des parasympathischen Systems wie selbstverständlich in Gang gesetzt werden zu können. Übt man mit Kindern vom Leichteren hin zum Schwereren, bietet sich Bauchatmen erst im Laufen, dann im Liegen und zuletzt im Sitzen an. Die Bauchatmung im »Kutschersitz« – auf einem Stuhl oder Sitzball sitzend die Unterarme auf die Oberschenkel gestützt, den Oberkörper leicht vorgebeugt – gilt als eine Fortgeschrittenen-Übung, da hierbei keine Hand frei ist, die dem Austreten und Zurückfallen des Bauches beim Ein- und Ausatmen nachspüren kann.

In verschiedenen Modellen der Körperarbeit nimmt das Atmen einen hervorgehobenen Stellenwert ein. Die für Kinder besonders geeigneten imaginativen Entspannungstechniken wie Autogenes Training und Fantasiereisen wollen über die Vorstellungskraft in Einklang mit Bauchatmung auf kreative Weise das parasympathische Reaktionsmuster aktivieren. In der Progressiven Muskelentspannung, Kinesiologie und in Body-Workouts wie Jogging wird der Körper über Tiefmuskelentspannung, bewusste Wahrnehmungsempfindungen oder aerobes Ausagieren samt unterstützender Atemarbeit als ein funktionelles Gesamtsystem intensiv wahrgenommen. Die Atmung unterstützt die Muskelanspannung und Lockerung. Auch Kinder-Asanas aus dem Hatha-Yoga und Chi-Gong für Kinder arbeiten mit der Atem-Bewegungs-Einheit und stellen einen Baustein innerer Balance dar.

Im Praxisteil kommt die Tief- oder Bauchatmung in vielen Spielvarianten vor; teils in separaten Atem-Spielen, teils zusammen mit Bewegungssequenzen der Progressiven Muskelentspannung oder mit Imaginationen. Denn richtiges Atmen ist integraler Bestandteil jeglichen Entspannens. Deshalb muss zuerst das Bauchatmen geübt werden, so dass es wie von selbst gelingt. Erst dann ist Aufmerksamkeit frei für entspannende Bewegungsabläufe.

Wie hilft Kindern eine »anregungsarme« Umgebung beim Stillwerden?

Um zur Stille zu kommen, bedarf es eines begrenzten, geordneten und anregungsarmen Umfeldes. Kinder wollen verlässliche Tagesabläufe mit festgesetzten, sich beständig wiederholenden Vorgängen wie Einschlafritualen mit Vorlesezeiten und Gute-Nacht-Liedern. In dieser Zeit am Ende eines aufregenden Kindertages möchte Ihr Kind Sie ganz für sich alleine haben und sich in Ihrer Wärme und Nähe fallen lassen, um schließlich zur Ruhe zu kommen.

Auch im Tagesverlauf sollten solche festen Aus-Zeiten für Sie zusammen mit Ihrem Kind möglich sein, am besten zu täglich wiederkehrenden, vereinbarten Tageszeiten, damit sich Ihr Kind darauf freuen und sich daran ausrichten kann. Aber auch gemeinsame Aktivphasen wirken wie rahmengebende Eckpfeiler eines strukturierten Tagesablaufes. Ihr Kind wird bald das gemeinsame Quartett-Spiel oder Memory u.a. zu schätzen wissen und auch hartnäckig einfordern, sollten Sie einmal versucht sein, es »ausfallen« zu lassen. Dabei kann beim Spiele-Ritual durchaus jeden Tag ein anderes Spiel aktuell werden, je nachdem, ob heute eher eine Aktiv- oder eine Erholungsphase angesagt ist, ob das Wetter ein Außen- oder Innenspiel zulässt und ob die zur Verfügung stehende Zeit für Spielvorbereitungen reicht oder ob es schnell gehen muss.

Außerdem schaffen sich Kinder Rituale und Ruheinseln selbst. Sie als Eltern arrangieren lediglich Licht und Farben, Luft und Raum. Auf diese vier Atmosphäre schaffenden Elemente wurde bereits eingegangen. Für jedes Kind kann zu Hause eine auf die ganz individuellen Bedürfnisse und Vorlieben zugeschnittene Wohlfühl-Ecke eingerichtet werden. Hier können Seh-, Hör-, Riech- und Fühlreize in anheimelnd-beruhigendem Ambiente angeboten werden: ein Bällchenbad mit kurzen Lesetexten oder Bilderbüchern; ein gelbes/grünes/blaues/Kunstseidetuch, welches über einen Reifen gezogen glockenförmig von der Decke hängt und ein »Zelt« über und um das Kind bildet zusammen mit einem weichen Sitzkissen darunter. Haben Sie einen großen Regenschirm mit verschiedenen Farbsegmenten oder gar einen Schirm für zwei Personen? Auch darunter kann Ihr Kind im Schneidersitz entspannen, indem es durch die Farbe seines heutigen Bedürfnisses auf die gedämpfte Deckenbeleuchtung schaut – während es beruhigende Musik hört, Duftöl angezündet hat und sich seinen Tagträumen oder selbst erfundenen Fantasiereisen hingibt. In einer solchen Wohlfühl-Ecke können auch Sie zusammen mit Ihrem Kind Entspannungsgeschichten zu Ritualen machen, sofern Ihr Kind das wünscht. Spielvorschläge finden Sie im Praxisteil.

Wie können Erwachsene helfen, dass Kinder positiver denken und lernen, miteinander harmonischer umzugehen?

Hier wird die mentale, emotionale und soziale Ebene angesprochen. Mental geht es um ein Bewusstsein im Sinne bewusster Wahrnehmung. Aus neurophysiologischer Sicht ist Bewusstsein im Denkhirn, im Nervenknotengebilde des Hirnstammes, im Limbischen System und verbunden mit den Instanzen für Gedächtnis angesiedelt, also im gesamten Gehirn. Je mehr Nervenbahnen dabei miteinander verbunden werden und je dichter dieses Netz an Nervenverschaltungen sich im Vor- und Grundschulalter verknüpft und im späteren Lebensverlauf durch ständigen Gebrauch dieser Verknüpfungen festigt, desto bewusster kann diesem Menschen ein Vorgang werden. Deshalb müssen wir Kindern helfen, mit allen Sinnen und diese Sinnesreize verknüpfend ihre Umwelt wahrzunehmen. Dann können Kinder ein funktionierendes Körperbewusstsein und eine optimale Raumwahrnehmung entwickeln.

Dieses Bewusstsein vom eigenen Körper umfasst die Strukturen des Leibes als schematische Dimension (Wo ist meine rechte/linke Körperseite? ...) und die Vorstellung davon, wie der eigene Körper sich fühlt als emotionale Dimension (Ich bin traurig. ...). Ist beides bei Ihrem Kind realistisch ausgeprägt – ohne Selbstüberschätzung oder -unterschätzung –, wird es sich gut in der Welt zurechtfinden, auch im sozialen Umgang mit anderen Menschen in seinem Umfeld. Welches Kind spielt schon gerne mit einem anderen, das mit dem Mundwerk alles (besser) kann und dabei während der konkreten Ausführung nicht einmal merkt, wie es nicht halten kann, was es vorgibt? »Schaut doch, wie gut ich schon geradeaus fahren kann!«, protzt da ein kleiner Gernegroß auf seinem Fahrrad und sieht nicht, dass er weiter abkommt von der Spur als alle anderen. Damit ist Streit vorprogrammiert. Haben Sie ein sehr ängstliches Kind, das sich wenig zutraut, lernt auch es nur durch ständigen Umgang mit Material und in vielfältigen Handlungen im Alltag, sein Körperbewusstsein und damit sein Selbstbewusstsein zu stärken.

Sie sind der Manager für geeignete Arrangements mit dem rechten Blick für das Anforderungsniveau an Ihr Kind; denn Sie kennen es am besten. Sie haben die Kompetenz. Sie benötigen nicht für jeden Könnensbereich so genannte »Experten« wie den Sportverein für alles Motorische und die Musikschule für alles Rhythmische. Bewegen Sie sich selbst zusammen mit Ihrem Kind auf dem Rasen (Fangen, Hüpfen, Laufen), auf Geräten (Roller, Rad, Inlines) oder singen Sie und klatschen Sie dabei rhythmisch ohne Musik-Konserve aus Furcht, Sie könnten den Ton nicht ganz treffen!

Das Selbstwertgefühl von Kindern muss zuallererst in der Familie, später auch im Kindergarten, in der Schule und im Verein gestärkt werden. Eltern sind die ersten Personen im vertrauten Umfeld, die ihren Kindern die Chance geben, überhaupt ein Selbstwertgefühl aufzubauen, indem sie es eigenständig eine Arbeit ausführen lassen, ohne diese dem Kind gleich wieder aus der Hand zu nehmen, weil sie glauben, es selbst doch schneller und besser zu beherrschen. Wer sich auf Plätzchenbacken, Basteln und das Anlegen eines kindeigenen Gartenbeetes einlässt, muss auch Unperfektes ohne Korrektur stehen lassen und sein Kind loben für das, was es fertig gebracht hat. Denn Kinder tun in der Regel ihr Bestes, besser geht es nach ihrem jeweiligen Entwicklungsstand noch nicht. Hört ein Kind von seinen Eltern gar »Du bist aber dumm!«, empfindet es eine solche Herabsetzung sehr kränkend und kann kein Selbstwertgefühl aufbauen; ebensowenig, wenn Eltern die Bemühungen ihrer Kinder gar nicht bemerken und nicht würdigen. Ihr Kind ist nicht dumm, lediglich eine bestimmte Handlung von ihm kann »dumm« im Sinne von unüberlegt oder unangebracht sein, so dass man höchstens kritisieren darf: »Was du da eben (und nur eben) getan hast, das war dumm.« Sogleich sollte das Angebot folgen, gemeinsam nach einer passenden Lösung zu suchen, damit die Angelegenheit wieder bereinigt wird oder der Schaden begrenzt werden kann.

Hilfreich für jede Situationsbewältigung erscheint eine positive Sichtweise. Bekannt ist das Beispiel vom Wasserglas: Ist es schon halb leer oder noch halb voll? Helfen Sie Ihrem Kind positiv zu denken, eine positive Grundstimmung aufzubauen. Dazu müssen aber auch Sie in den vielfältigen Situationen des Alltags bereit und geübt sein in positiven Sichtweisen.

Bereits Kinder sollten sich darüber bewusst werden, dass sie dank ihrer Willenskraft ihren Körper bewegen oder ruhen lassen und ebenso nach ihrem Willen ihre Gedanken lenken können. Dann lernen sie auch, ihre Gefühle bewusst zu lenken. Jeder sollte im Laufe der Jahre lernen, seine Perspektive zu ändern, und sich fragen können: »Wer kann mich zwingen, dass ich mich ärgere? Wenn ich mich ärgere, will ich es. Nicht ein anderer ärgert mich, nur ich ärgere mich.« Je nach Alter des Kindes können zum Sichärgern Merksätze hilfreich sein wie: (1) »Es kann mich niemand ärgern. Immer bin ich es, der sich ärgert.« (2) »Ich muss mich nicht ärgern. Niemand kann mich zwingen, mich zu ärgern. Nur ich selbst kann es mir abgewöhnen.« (3) »Ich ärgere mich nicht; denn es steht mir frei, mich zu ärgern oder nicht. Mit dem Nicht-Ärgern treffe ich eine freie Entscheidung; denn ich bin ein freier Mensch.« Altersbezogen gestuft für das Kindergartenalter (1) über die Grundschulzeit (2) bis hin zur Sekundarstufe I (3) ist jeweils eine der drei Merkformeln kindgerecht formuliert und an einer Pinnwand fixiert immer im Blickfeld und kann ständig erinnert werden. In konkreten Situationen werden Sie als Eltern darauf hinweisen.

Es gilt, über derartige Satzformeln, die in ständiger Wiederholung beschwörend gedacht oder gesprochen werden, sich selbst in eine positive Vor-Einstellung zu versetzen und sich auf sozial verträgliches Verhalten oder auf das Gelingen einer Handlung zu programmieren und daraus Kraft zu schöpfen. Durch solche Affirmationen wie »Ich kann das. Ich weiß, dass ich das schaffe« können wir uns das einreden, was wir wirklich wollen, was gut für uns ist. Und es wird uns schließlich gelingen; denn ein eiserner Wille kann bekanntlich Berge versetzen – wenn der Erwerb der entsprechenden Kompetenz hinzukommt. Steigt die Anzahl der gemeisterten Situationen, sinken Angst und Aggression und der Mensch kommt Schritt für Schritt ein Stück mehr mit sich selbst und im Umgang mit anderen ins Lot. Denn die Summe der Stressereignisse, die ein Mensch im Laufe seines Lebens nicht verkraftet hat, machen schließlich sein biologisches Alter aus. Helfen Sie Ihrem Kind, dass sein biologisches Alter nicht über seinem numerischen liegt, sondern dass es physisch, mental und emotional in Balance bleibt!

Wer weiterlesen möchte:

Baum, J. (2004): *Keine Angst vor morgen. Strategien für den Umfang mit Zukunftsängsten.* München: Kösel

Hamm, M. (2003): *Fit und schlank mit dem GLYX.* München: Knaur

Jackel, B. (2003): *Lustige Sinnesgeschichten für kleine und große Leute. Sinnlich-sinnvolle Anregungen zum Nachdenken und Nachspielen.* Dortmund: borgmann publishing

Lendner-Fischer, S. (2004): *Bewegte Stille. Stressabbau und Entspannung mit Kindern.* München: Kösel

Spitzer, M. (2002): *Lernen. Gehirnforschung und die Schule des Lebens.* Heidelberg/Berlin: Spektrum Akademischer Verlag

Struck, V. & Mols, D. (2002): *Atem-Spiele.* Dortmund: borgmann publishing

Techniker Krankenkasse (Hrsg.) (1997): *Bewegung. Freizeitsport – Wohlbefinden. Fitneßtraining – Entspannung.* Broschüre aus der Schriftenreihe zur gesundheitsbewußten Lebensführung. Bezug: kostenfrei über alle TK-Geschäftsstellen

Weichold, B. I. (2001): *Bewegungsfluss. Atmung und Bewegung in Balance. Ein Praxisbuch.* Dortmund: verlag modernes lernen

Yeager, S. (2003): *Heilkraft unserer Lebensmittel.* Augsburg: Weltbild

Zimmer, R. (2002): *Bewegung und Entspannung. Anregungen für die praktische Arbeit mit Kindern.* Freiburg: Herder

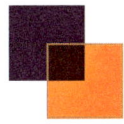

Kindgerechte Entspannungsspiele

Was zeichnet Entspannungsspiele speziell für Kinder aus?

Entspannungsspiele sind für *alle* Kinder – nicht nur für zappelige oder unkonzentrierte – Oasen der Stille im Kinderalltag, in denen sie in sich ruhen und »loslassen« können. Sie werden gerne angenommen, wenn sie kindgerecht arrangiert sind. Sie sollten

- einen für das jeweilige Alter des Kindes angemessenen zeitlichen Rahmen einhalten, da ansonsten die Kinder überfordert werden und ihr Interesse nachlässt;
- geringe Anforderung an die Konzentration stellen, da sich Konzentration und Entspannung gegenseitig ausschließen;
- in eine Spielhandlung eingebettet werden, da im Spiel als kindgemäßer Lernform viele Inhalte transportiert werden können;
- nach einer Phase des anleitenden Spielens zusammen mit einem Erwachsenen verinnerlicht sein, so dass sie dann vom Kind bei Bedarf als Hilfsmittel zum Ruhigwerden selbständig ausgeführt werden können.

Außerdem sollten Sie Ihr Kind vorbereiten auf seine möglichen Körperempfindungen bei der jeweiligen Entspannungsart und dann im Nachhinein über seine tatsächlichen Spürerlebnisse mit ihm sprechen: »Was hast du gespürt? Wo in deinem Körper bist du warm geworden? Wie haben sich deine Hände/Arme/Beine ... angefühlt?« Ihr Kind muss wissen, was mit ihm geschieht während des Entspannungsspiels.

Es sollte Ihnen auch stets gegenwärtig sein, dass Sie mit keinem Entspannungsverfahren eine dauerhafte Verhaltensänderung oder gar eine Heilung – beispielsweise beim Aufmerksamkeits-Defizit-Syndrom oder pathologischen Angstzuständen – erzielen können. Sie helfen, die Symptome zu lindern. Die Ursachenbehandlung gehört in die Hände von Spezialisten. Entspannungsspiele für Kinder sollen dies auch gar nicht leisten. Sie sind wohltuende Ruhephasen. Das alleine schon bedeutet viel für Ihr Kind, für Sie selbst und Ihr gemeinsames Miteinander.

Vorsicht geboten ist bei Magen-Darm-, Herz-, Kreislauf-, Anfalls- und verschiedenen Asthmaerkrankungen. Hier kann es zu negativen Nebenwirkungen kommen wie Ängsten durch Kontrollverlust und Hilflosigkeit; zu Taubheit durch Schwere- und Wärmegefühle; zum Anstieg des Muskeltonus und der Herzschlagfrequenz als Folge der Ängste. Liegt eine der o. g. Erkrankungen bei Ihrem Kind vor, sollten Sie mit Ihrem Arzt absprechen, ob und welche Art von Entspannungsspielen für Ihr Kind geeignet erscheint oder ob solches nur unter ärztlicher Aufsicht anzuraten ist.

Entspannungsspiele für Kinder sind hergeleitet aus verschiedenen tradierten Entspannungstechniken oder Modellen der Körperarbeit. Es gilt, kindgerechte Kombinationen aus diesen unterschiedlichen Verfahrensweisen zu kreieren als ein flexibles, variables und vielfältiges Angebot, aus dem Sie als Eltern zusammen mit Ihrem Kind das auswählen können, was gut tut. Im Praxisteil finden Sie Entspannungsspiele, in denen Elemente aus klassischen Entspannungsmethoden »versteckt« transportiert sind, die jedoch frech und unkonventionell kombiniert und für Ihr Kind »umgearbeitet« wurden.

Welche verschiedenen Arten von Entspannungsspielen für Kinder gibt es?

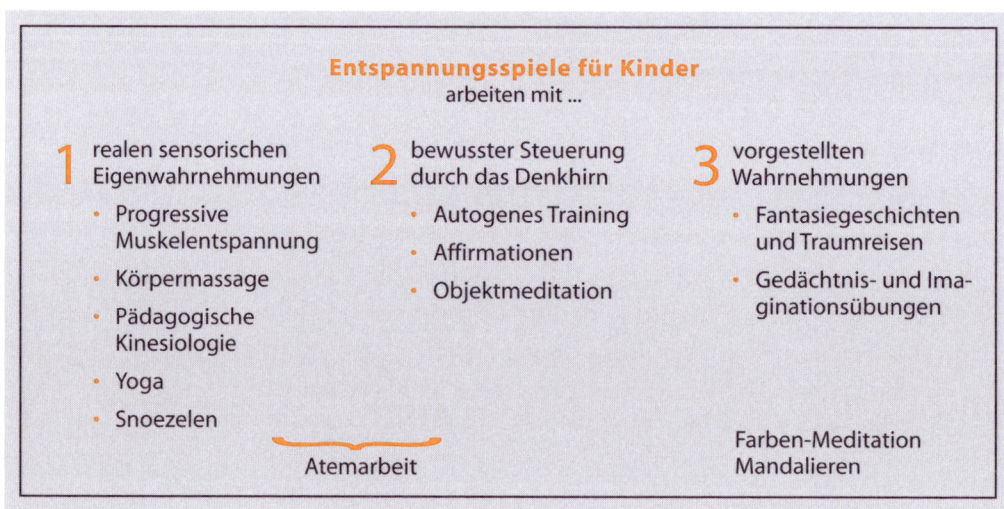

(1) *Entspannungsspiele für Kinder können mit realen sensorischen Körperwahrnehmungen arbeiten:* mit dem Spüren des Muskelspiels, dem Finden und Halten von Gleichgewicht und über die Rezeptoren der Haut mit angenehmer Wärme, zarter Berührung und sanftem Druck. Dazu zählt die Tiefen- oder Muskelsensibilität bei Spielen mit der Progressiven Muskelentspannung, wenn bewusst bestimmte Muskelgruppen im Gesicht, in Armen oder Beinen u.a. spielerisch zuerst angespannt werden, um danach der wohltuenden Lockerung nachspüren zu können. Der Progressiven Muskelentspannung wird im Praxisteil besonders breiter Raum gegeben, da sie für Kinder im Vorschul- und Grundschulalter sehr geeignet erscheint durch das kindgerechte »Spüren über Bewegung«, die einfachen Spielanweisungen und die variable Kombinationsmöglichkeit mit anderen Entspannungsmethoden. Zum sensorischen Eigenwahrnehmen gehören auch die taktilen Erlebnisse bei sanfter Körpermassage wie zartes Streichen der Haut, festes Drücken oder Ausstreichen von Gliedmaßen. Bei den kinesiologischen Übungen aus dem für Kinder besonders geeigneten Teilbereich der Edu-Kinestetik oder Pädagogischen Kinesiologie geht es neben der Gymnastik für das Gehirn (Brain-Gym) auch um die Anregung aller für die Körperbalance und Körperhaltung im Sitzen wie im Stehen wichtigen Muskeln; also auch hier um die Tiefen- oder Muskelsensibilität. Der Yoga für Kinder mit seinen Körperübungen schließlich verbindet bewusst richtiges Atmen und Bewegen mit sensorischen Erfahrungen des Muskelsinns erst beim Anspannen und dann mit entgegengesetzter Wirkung beim Lockern. In der angenehm ruhigen Umgebung beim Snoezelen stellen sich multisensorische Erlebnisse ein, je nach Arrangement: über Geruchs-, Muskel- und Tastsinn, Seh- und Hörsinn bei Wohlgeruch verbreitenden Duftölen, sanfter Musik, gedämpftem Lichtspiel, aufsteigenden Luftblasen in Wassersäulen, Salzkristall-Leuchten, Lagerung auf Wasserbett, Hängematte oder in Schaumstoff tief einsinkend.

(2) *Andere Entspannungsspiele arbeiten mit bewusster Steuerung durch das Denkhirn.* Hier wird beim Autogenen Training über Wärme-, Schwere- und Ruhe-Formeln das parasympathische Reaktionsmuster in Gang gebracht, es wird gleichsam eine Selbstsuggestion erzeugt, aus der jederzeit wieder ausgestiegen werden kann. Ebenfalls positiv suggerierend wirken Satz-Formeln zu positivem Denken, so genannte Affirmationen. Sie werden konkret für bestimmte Situationen formuliert und gesprochen, gehen im Laufe wiederholten Gebrauchs in das Unterbewusstsein ein und wirken sich günstig auf Verhalten und Situationsbewältigung des Affirmierenden aus.

Bei einer Objektmeditation ist die Aufmerksamkeit bewusst gerichtet auf einen bestimmten Gegenstand wie eine eingeschaltete Salzkristall-Leuchte, eine brennende Kerze, ein Tier wie einen Fisch oder eine Schildkröte oder auf Vorgänge im eigenen Körper wie die Bauchatmung. Die derart zielgerichtete Aufmerksamkeit kann nicht mehr umherwandern und nach dem Ping-Pong-Effekt oberflächlich vieles erfassen und doch nichts begreifen. Hier bereitet die Konzentration die Entspannung vor. Besonders die Konzentration auf die eigene Bauchatmung wirkt meditativ entspannend. Diese Form der Atemarbeit beinhaltet sowohl Elemente bewusster Steuerung als bewusstes Atmen bis in das untere Drittel der Lungenflügel hinein als auch Elemente realer Sinnes- und Körperwahrnehmung beim Heben/Senken der Bauchdecke und Auffächern/Zusammenfalten der Rippen; daher seine Stellung zwischen Kategorie (1) und (2) in der Abbildung auf Seite 56.

(3) *Bei den Entspannungsspielen mit rein vorgestellten Wahrnehmungen handelt es sich nicht mehr um aktive Formen von Sinneserfahrungen, sondern um meditative.* Sie arbeiten in Fantasiegeschichten und Traumreisen mit der Vielfalt der Vorstellungskraft des Kindes. Wenn es die Handlungen des Helden in seinem Kopf nachvollzieht, ohne sie tatsächlich auszuführen, handelt es in innerer Bewegung. Bei Gedächtnis- und Imaginationsübungen werden besonders positive Sinneswahrnehmungen erinnert, die im Verlaufe des Arrangements wieder aufleben sollen. Fantasiegeschichten und Traumreisen transportieren Heile-Welt-Vorstellungen, welche die Sehnsucht der Kinder nach Sicherheit und Geborgenheit befriedigen. Werden vorgestellte Wahrnehmungen mit aktiven Sinneserfahrungen aus dem Wechsel der Muskeltätigkeit der Progressiven Muskelentspannung oder der Tiefatmung aus der Atemarbeit kombiniert, wirkt das bei Kindern besonders entspannend.

Farben-Meditationen und Mandalieren können im Modell der Entspannungsspiele für Kinder unter den drei Rubriken nicht zugeordnet werden. Beim Farben-Meditieren handelt es sich zum einen um real geschaute Farben, zum anderen auch um vorgestellte/erinnerte Farberlebnisse wie das Rot der Tulpen, das Gelb der Osterglocken, welche eingebettet in eine Fantasiegeschichte oder Imaginationsübung ohne bewusste Hirnsteuerung günstig auf Physis wie Psyche wirken. In beiden Fällen läuft die Wirkung des Farbe-Kraft-Zyklus im Unterbewussten ab. Beim Mandalieren malen die Kinder vorgegebene Kreisbilder aus, erahnen dabei das Wohltuende stimmiger Formen und wählen diejenigen Farben, die sie aus ihrem jeweiligen Befinden heraus brauchen.

Im vorigen Kapitel, als es um einzelne Bausteine innerer Ausgeglichenheit ging, wurden bereits einige geeignete Entspannungsspiele für Ihre Kinder angesprochen.

Ist Ihr Kind ein eher emotionaler, körperlicher oder rationaler Typ?

Der Schwerpunkt im Praxisteil liegt auf Spielen mit der Muskelanspannung und -lockerung, der so genannten Progressiven Muskelentspannung. Alle zwölf Geschichten, in denen die Reiseetappen des Regentröpfchens Fridolin und des Menschenkindes erzählt werden, üben bestimmte Muskelgruppen in Bewegung. Die Progressive Muskelentspannung erscheint generell für Kinder besonders gut geeignet, da sie leicht erlernbar, kurz und gut verständlich in ihrem Ablauf, unter aktiver Mitarbeit der Kinder und bei Bedarf in jeder Lebenslage ausführbar ist. In den Zusatzanregungen auf den Folgeseiten einer jeden Reiseetappe werden Spiele zu allen möglichen kindgerechten Entspannungstechniken kombiniert angeboten. Hier ist für jeden Kinder-Typ etwas zu finden.

- Ist Ihr Kind ein »Grübel-Typ«, von bedrückenden Emotionen beherrscht, helfen ihm über das Gefühl wirkende Entspannungsspiele besonders gut abzuschalten, statt in endlosen Gedankenschleifen immer über dasselbe Problem zu grübeln: Autogenes Training, Atemarbeit, Fantasie-/Körperreisen, Vorstellungsbilder und Duftöle.
- Ist Ihr Kind ein »Bewegungs-Typ«, auf die Wahrnehmung von Körpersignalen aus dem Muskelsinn orientiert, helfen ihm Entspannungsspiele, die mit der Wahrnehmung der Bewegungen des eigenen Körpers arbeiten: Hatha-Yoga mit Kinder-Asanas und Chi-Gong für Kinder mit sich gegenseitig kontrollierender Bewegung und Atmung, langsam und exakt unter Selbstkontrolle ausgeführt.
- Ist Ihr Kind ein »Denk-Typ« und will stets ganz genau wissen, was in seinem Körper/was mit ihm geschieht, helfen ihm Körpermassagen, kinesiologische Übungen und – wie dem Bewegungs-Typ auch – Progressive Muskelentspannung.

Aber: Bitte legen Sie sich als Eltern nicht zu früh und zu einseitig fest in der Zuordnung Ihres Kindes zu einem der drei Ideal-Typen. Es gibt viele Mischformen; denn jedes Kind ist einmalig, einzigartig. Es gibt kein zweites Kind wie dieses. Außerdem ist Ihr Kind in der Entwicklung seiner Kinderpersönlichkeit begriffen und äußerst wandlungsfähig. Deshalb dürften Mischformen mit mal größerem, mal kleinerem Anteil an Emotion, Körperlichkeit und Rationalität eher die Regel sein. Außerdem sollten Sie sich niemals von vorneherein festlegen und sagen: »Mein Kind liebt nur aktive oder nur meditative Entspannungsspiele.« Probieren Sie mit ihm zusammen auch einmal eine bisher ungewohnte Form der Entspannung aus. Darin liegt die Chance, das Spektrum seiner Ruhefindungs-Rituale zu erweitern und damit zu bereichern.

Entspannungsverfahren (alphabetisch geordnet):

Vom Wechselspiel bewussten Atmens und Bewegens: Entspannung durch Atmen
Diese Art der Entspannung umfasst atemerleichternde Körperstellungen wie Dehnstellungen mit Bewegungen von Rumpf und Gliedmaßen, die Heben oder Senken der Rippen zur Folge haben, z.B. Kutscher-/Päckchensitz sowie modifizierte Dehnstellungen aus dem Hatha-Yoga wie »Vogel«, »Kobra«, »Fisch«. Außerdem fördert sie Ein- und Ausatmung als bewusste Bauch- oder Tiefatmung, die im Laufen, Sitzen oder Liegen zusammen mit Imagination oder Meditation ausgeführt werden kann. Bei der entspannenden Atmung geht es um die »Achtsamkeit beim Atmen« in dem Sinne, dass die Aufmerksamkeit auf den sonst unbewusst gesteuerten Atemverlauf gelenkt wird.

Aus westlicher Sicht wird bei der Bauchatmung das vegetative Nervensystem parasympathisch aktiviert. Aus indisch/tibetisch-buddhistischer Sicht werden im Kundalini-Yoga die Energiewirbel entlang der Wirbelsäule, die Chakren oder Chakras, über bewusstes Hinlenken der Atmung dorthin aktiviert. Hier stellt man sich vor, die Schlange Kundalini ruhe im Basis-Chakra am Beckenboden und rolle sich auf, steige empor bis zum Kronen-Chakra am Scheitel des Kopfes.

Unterwegs soll sie alle Chakren entlang der Wirbelsäule aufwärts anregen. Aus Sicht der westlichen Medizin ist der dahinter stehende physiologische Prozess die durch Tiefatmung verbesserte Gewebeatmung. Denn ein mit Sauerstoff prall angefüllter Blutstrom versorgt die Zellen und Organe der Körpers optimal, sorgt für guten Zellstoffwechsel und gute Organtätigkeit.

Für Kinder sind sowohl kindgerechte Dehnstellungen aus dem Hatha-Yoga als auch bewusstes Bauchatmen im Liegen, Sitzen oder Bewegen angebracht.

Vom Imaginieren mit Ruhe-, Schwere- und Wärmeformeln:
Entspannung durch Autogenes Training (AT)

Das Autogene Training arbeitet mit Selbsthypnose. Der Übende führt selbst die gleichen Effekte herbei, wie sie auch bei einer Hypnose entstehen; jedoch unter bewusster und wacher Steuerung. Wenn er möchte, kann er jederzeit »aussteigen« und die Entspannungsübung beenden.

Beim AT lernt der Übende die Technik der Auto- oder Selbstsuggestion in Form von Vorstellungen, die über Formeln zur Ruhe, Schwere und Wärme den parasympathischen Teil des vegetativen Nervensystems positiv beeinflussen. Hierbei konzentriert man sich auf den Rhythmus des Atmens und auf bestimmte Körperteile wie Arme oder Beine, ebenso auf Nervenknoten wie das Sonnengeflecht oberhalb des Nabels und schickt die vorgestellte Wärme dorthin. Durch Modifikationen der klassischen AT-Form erscheint diese Anwendung auch bei Kindern als erfolgversprechend.

Lernblockaden lösen und entspannt lernen mit der liegenden Acht:
Entspannung durch Educational Kinesiologie/Edu-Kinestetik
mit Brain-Gym (EK) als Pädagogische Kinesiologie

Hier werden mit einfachen körperlichen Übungen und Bewegungsbalancen sowie einer speziellen Gehirngymnastik, dem Brain-Gym nach dem Amerikaner Dennison, Nervenbahnen und Gehirnzellen aktiviert, so dass das ganze Gehirn mit seiner vollen Kapazität am Lernen beteiligt wird sowie neuromuskuläre Blockaden abgebaut werden. Die Übungen der EK dienen beispielsweise der Verbesserung der Zusammenarbeit beider Gehirnhälften, des Sehens, Hörens, Denkens, Schreibens, der Rechts-links-Unterscheidung, aber auch des Stressabbaues, des Gedächtnisses und der Konzentrationsfähigkeit. Die lustigen Übungen der EK sind speziell für Kinder kreiert, damit diese ruhiger und ausgeglichener werden und hinterher weniger angestrengt, schneller und effektiver lernen können.

»Stelle dir vor, dass ...«: mit angenehmen Vorstellungsbildern imaginieren

Angenehme Vorstellungsbilder verknüpfen im Gedächtnis abgespeicherte positive Sinneseindrücke mit Erlebnisinhalten, indem sie diese wieder aufleben lassen. Zudem wirken sie durch die Lenkung der Fantasie über die erfundene Geschichte wie eine Bilder-Meditation. Schließlich machen angenehme Vorstellungsbilder es auch möglich, »neue Wege zu denken«. Denn die kreativen Fähigkeiten des Imaginierenden werden durch die Arbeit mit seiner Vorstellungskraft neu gespeist und aktiviert.

Es gibt Fantasie- und Traumreisen, Gedächtnis- und Imaginationsübungen. Dabei führt der Weg entweder in reale, dem Übenden bekannte Welten wie auf eine Wiese, an einen Bach, ans Meer oder aber in fantastische Welten, in denen die Akteure etwas erleben, das der Fantasie-Reisende selbst gerne täte.

Über Imaginationen sollen physiologische Entspannungswirkungen erzielt werden wie u.a. die Reduktion der Muskelspannung zusammen mit vertiefter Atmung durch angenehme Vorstellungen. Man kann auch auf diese Weise die Herzschlagfrequenz herabsetzen. Durch eine Kombination von Fantasiereisen und AT wird die wohltuende Wirkung jener Vorstellungsbilder zusätzlich unterstützt und vertieft.

Das Entspannen durch Imaginieren ist gerade für Kinder besonders geeignet, da sie noch nicht strikt trennen zwischen Fantasie und Realität.

Fingerspiele auf der Haut: Entspannung durch Körpermassage

Die spielerischen Massageübungen mit sanften Fingern, Handrücken oder Hilfsmitteln wie Handschuh-Plüschtieren, Koosh-Bällen oder Igel-Bällen haben nichts zu tun mit therapeutischer Massage und physiotherapeutischen Praktiken. Durch die Berührung und den sanften Druck auf die Haut wird hier eine sensorische Stimulation erzeugt, gefolgt von der Ausschüttung von Endorphinen.

Die spielerische Körpermassage wirkt unspezifisch-ganzheitlich entspannend und trägt zu psycho-physischem Wohlbefinden bei. Außerdem können so spielerisch Berührungsängste abgebaut werden. Die Spiel-Massage wirkt nur positiv unter der Akzeptanz des taktil Berührten. Seine freie Entscheidung über die Teilnahme am Massagespiel muss stets gewährleistet sein. Er sollte jederzeit die Möglichkeit haben »auszusteigen«, wenn ihm die Berührungen unangenehm werden. Bei besonders berührungsempfindlichen Menschen sollte zu Anfang eine Gewöhnungsphase mit Tennisbällen und härterem Aufdrücken vorgeschoben werden.

Diese Entspannung durch Körpermassage lässt sich bei Kindern gut mit Fantasiegeschichten und Vorstellungsbildern kombinieren.

»Zu innerer geistiger Sammlung über besinnliches Nachdenken über etwas«: Entspannung durch Meditation

Alle Formen von Meditation haben eines gemeinsam: Sie können als Mittel zu innerer Ausgeglichenheit dienen. Teils sind sie durch einen philosophisch-religiösen Hintergrund geprägt. Solches muss aber durchaus nicht sein; denn besinnliches Nachdenken an sich ist nicht spirituell ausgerichtet.

Im Verlaufe des Prozesses der eigenen Bewusstwerdung können besondere Zustände des »Sich-bewusst-Seins« herbeigeführt und aufeinander aufbauend höhere Bewusstseinsebenen erreicht werden, die es möglich machen, Dinge in einem anderen Licht zu sehen, aus einer neuen Perspektive, ohne den einengenden Blickwinkel eines emotional eingebundenen Ichs.

Bei allen meditativen Techniken muss der Meditierende lernen, seine Aufmerksamkeit auf ein bestimmtes Ziel zu konzentrieren, z.B. auf den kontinuierlichen Fluss seines Atems oder auf die Sensibilisierung seiner Sinne. Derartiges Konzentrieren wird ihm helfen auf seinem Weg zur Selbstbesinnung.

Zu den leicht erlernbaren Meditationsformen, die am Anfang jeden meditativen Bemühens stehen, gehört die Objektmeditation oder »öffnende Meditation« als die einfachste Form. Hierbei wird die gesamte Aufmerksamkeit auf ein Objekt gerichtet (Gegenstand oder Lebewesen; z.B. ein Bild, eine Salzkristall-Leuchte, eine Pflanze, ein Tier), um seine Gedanken zu sammeln, dass sie nicht umherwandern können.

Mandala-Meditation oder »Mandalieren« vor geometrischen Mustern, Formen und Figuren in kreisförmiger Anordnung, die zu einem Mittelpunkt hinführen, soll den Blick nach innen erleichtern durch das Ruhen des Auges auf dem Kreisbild. Mandalas können vom Meditierenden sowohl als Vorlagen ausgemalt oder selbst erstellt werden.

Bei einer Farben-Meditation haftet der Blick des Meditierenden auf angenehm empfundenen Farbtönen. Er kann sich diese Farben auch vorstellen und sie erinnern, um vegetativ förderliche Umschaltungen in seinem Körper herbeizuführen. Nach der indischen Chakren-Lehre des Kundalini-Yoga, auch Chakren-Meditation genannt, sind durch die Vorstellung bestimmter Farben und das imaginierte Aufnehmen dieser Farben beim Atmen die ihnen zugeordneten Energiewirbel im Körper aktivierbar mit positiver Beeinflussung des Stoffwechsels (siehe dazu »Entspannung durch Atmen«).

Solche leicht zu beherrschenden Meditationsformen sind für die Arbeit mit Kindern modifizierbar.

»Ich spanne meine Muskeln an, damit ich mich entspannen kann«: Entspannung durch Progressive Muskelentspannung (PME)

Die Progressive Muskelentspannung, auch Progressive Muskelrelaxation (englisch: relax/entspannen) genannt, arbeitet nach dem Prinzip der wechselseitigen An- und Entspannung bestimmter Muskelgruppen. Dadurch kann man verschiedenartige Verspannungszustände lockern; seien ihre Ursachen physischer wie auch psychischer Natur. Der Übende lernt, der Arbeit seiner Muskeln nachzuspüren und Spannungen wie Lockerungen in seinem neuromuskulären Funktionssystem als solche zu erkennen und das Wechselspiel von An- und Entspannen selbst positiv zu beeinflussen. Den Spannungsaufbau der Muskeln führt der Übende bewusst herbei. Dann spürt er der Entspannung dieser Muskelgruppe im Arm, in der Hand, im Bein, im Fuß, im Nacken oder in der Schulter nach, wobei ein Zustand ausgewogener Körperspannung entsteht, ein so genannter Eutonus. Dabei fühlt sich der Übende wohl, weshalb man auch von »Wohlspannung« spricht. Auf somatischer Ebene will die PME eine verbesserte Durchblutung erreichen und auf psychischer Ebene eine gesteigerte neuromuskuläre Selbstwahrnehmung und Entspannung nach Bedarf. Der Übende soll lernen, jederzeit sich selbst entspannen zu können, d.h. sich durch die An- und Entspannungen ohne Hilfe anderer Personen zu lockern.

Als pädagogisch angeleitete Entspannungstechnik ist die PME besonders geeignet für Kinder zur Entfaltung ihrer Tiefensensibilität als einer grundlegenden Sinneswahrnehmung bei der Entwicklung ihres Körpergefühls und außerdem als Weg, um spielerisch über Bewegung zur Ruhe zu kommen.

Schnuppernd-dösend entspannen: Entspannung durch Snoezelen

Das Entspannungskonzept des Snoezelens (sprich: snu:selen) kommt aus den Niederlanden, wo es seit den 80er Jahren des vorigen Jahrhunderts im Behindertenbereich Anwendung findet. Das Kunstwort »snoezelen« ist zusammengesetzt aus »snuffelen« (= schnuppern) und »doezelen« (= Geborgenheit finden, dösen). Diese ursprüngliche Freizeit- und Erholungsmöglichkeit für Menschen mit sensorischen Störungen und schwersten Behinderungen wird heute auch als pädagogisches Konzept angewandt. Dieses präventive Snoezelen braucht eine gestaltete Umgebung, in der durch steuerbare multisensorische Reize subjektives Wohlbefinden ausgelöst werden kann durch Arrangements mit entspannungsfördernder Wirkung.

Als wirkungsvolle Elemente für Snoezelen-Räume haben sich bewährt: Musik, Düfte, Vermeidung von Außengeräuschen, angenehme Raumtemperatur, dosierte visuelle Signale (Lichtintensität und -effekte) und taktile Reize (Lagerungsmöglichkeiten). Zusammen mit gezielter Anleitung und kognitiver oder imaginativer Entspannungstechnik wie Meditation oder Fantasiegeschichten kann der parasympathische Teil des vegetativen Nervensystems angeregt werden und der »Snoezelnde« zu innerer Ruhe finden.

Ziel ist, einen entspannten Wachzustand mit Verbesserungen auf physiologischer Ebene zu erreichen wie Veränderung des Muskeltonus, Lockerung der Skelettmuskulatur, Erweiterung der nach außen hin liegenden Gefäße, Abnahme der Herzschlagfrequenz, Blutdrucksenkung, Bauchatmung und das Erreichen eines Atemzyklus mit vermehrt längeren Atempausen. Auf psychischer Ebene geht es um eine Verstärkung angenehmer Gefühle sowie um gesteigerte Wahrnehmungs-, Informationsaufnahme- und Konzentrationsfähigkeit.

Snoezelen ist auch bei Kindern mit verschiedensten Auffälligkeiten und Störungen, bei körperlicher Erregung, motorischer Unruhe und Hyperaktivität (ADS mit Hyperaktivität) erfolgversprechend anwendbar.

Bewusstes Atmen und langsames Bewegen im Einklang:
Entspannung durch Asanas aus dem Yoga
Der Yoga als indische Lehre mit philosophischem Hintergrund kennt vielfältige Wege. Unter den verschiedenen Ausprägungen des Yoga hat sich in der westlichen Welt der Hatha-Yoga mit seinen Körperübungen, den so genannten Asanas, durchgesetzt. Er wird in der westlichen Welt ohne Bezug zu asiatischer Philosophie praktiziert als reine Körpertherapie. Wer die Asanas regelmäßig übt, wird beweglicher, korrigiert Haltungsfehler und verspannte Muskeln, kann sich besser konzentrieren und moduliert über das vegetative Nervensystem seine Körperfunktionen positiv. Die Asanas verbinden bewusst richtiges Atmen und Bewegen mit sensorischen Erfahrungen des Muskelsinnes erst beim Anspannen und dann mit entgegengesetzter Wirkung beim Lockern. Dieser bewusst erfahrene Wechsel zwischen Bewegung und Ruhe, Dehnen und Komprimieren beseitigt Verspannungen, wie wir das bereits bei der Progressiven Muskelentspannung kennen gelernt haben.

Atemübungen sollen zu freiem, ungehindert fließendem Atmen während der Bewegung führen. Asanas haben bildhafte Bezeichnungen wie beispielsweise »zusammengerolltes Blatt«, »Katze«, »Kobra« etc. und sind deswegen für Kinder gut vorstellbar, kommen ihrer Lust auf Bewegung nach und können von ihnen einfach ausgeführt werden.

Entspannungs-Literatur für Übungen mit Kindern:
Booth, R. (1997): *Ich spanne meine Muskeln an, damit ich mich entspannen kann.*
 Progressive Muskelrelaxation für Kinder. München: Kösel
Buchner, Chr. & Wimmer, S. (1997): *Wassermann und Eskimo. Bilder und Texte zum Konzentrieren*
 und Entspannen für Schule, Kindergarten und Familie. Kirchzarten: VAK
Friebel, V. & zu Knyphausen, S. (1995): *Geschichten, die Kinder entspannen lassen. Spielerisch*
 Ausgeglichenheit und Konzentration fördern. München: Südwest

Goldstein, N. (2003): *Hyperaktiv – na und ...? Yoga-Übungen für überaktive Kinder.* Dortmund: borgmann publishing

Gruber, C. & Rieger, C. (2002): *Entspannung und Konzentration. Meditieren mit Kindern.* *Das praktische Handbuch für Kindergarten und Grundschule.* München: Kösel

Jackel, B. (1999): *Rituale als Helfer im Grundschulalltag.* Dortmund: borgmann publishing

Koneberg, L. & Förder, G. (1996): *Kinesiologie für Kinder.* München: Gräfe & Unzer

Koneberg, L. & Gramer-Rottler, S. (2004): *Das bewegte Gehirn. 7 Körperübungen für clevere Kinder.* München: Kösel

Lange, E.C. (1997): *Halt und Kraft durch die Liegende Acht. Kinesiologie für Kinder.* München: Kösel

Lendner-Fischer, S. (2004): *Bewegte Stille. Stressabbau und Entspannung mit Kindern.* München: Kösel

Maschwitz, G. & R. (2003): *Gemeinsam Stille entdecken. Wege zur Achtsamkeit – Rituale und Übungen.* München: Kösel

Müller, E. (1993): *Träumen auf der Mondschaukel. Autogenes Training mit Märchen und Gute-Nacht-Geschichten.* München: Kösel

Quante, S. (2003): *Was Kindern gut tut! Handbuch der erlebnisorientierten Entspannung.* Dortmund: borgmann publishing

Seyffert, S. (2001): *Wohlfühlinseln für Mütter. Tipps und Ideen zum Lachen, Kuscheln, Glücklichsein.* München: Kösel

Mit spannenden und entspannenden Geschichten und Spielen durch das Jahr

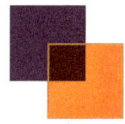

Zum Gebrauch des Praxisteils

Liebe Eltern!

Hier kommt unser Praxisteil. Er enthält entspannende Körperübungen, die aus verschiedenartigen Entspannungsverfahren für die Altersgruppe der 5- bis 10-Jährigen zusammengestellt wurden. Sie sind verpackt in altersgemäße Vorlesegeschichten zum Mitmachen. Die jeweilige Hauptübung einer Geschichte ist in kleinen Zeichnungen veranschaulicht, so dass Sie auf einen Blick sehen, worauf es ankommt. Auf den vier Folgeseiten zu jeder Monats-Geschichte finden Sie weitere Anregungen zum Vorstellen und Nachspielen alleine oder in der Gruppe mit keinem oder nur geringem Vorbereitungsaufwand, aus denen Ihr Kind wählen kann. Materialauflistung und Handlungsanweisung zu jedem Spiel geben Ihnen eine Übersicht über unser Angebot. Die Anordnung der Spiele steigert sich von einfachen Spielen für jüngere Kinder bis zu anspruchsvolleren Spielen für die Älteren. Damit haben Sie ein Spielebuch, das Ihrem Kind über Jahre hinaus ein Entspannungsbegleiter sein kann.

Ob die Kinder die Übungen nun etwas mehr oder weniger korrekt ausführen können, ist nachrangig für das Erreichen einer entspannenden Situation. Hauptsache für die Kleinen ist die Freude am Erspüren der Arbeit ihrer Muskeln. Ob die im Spiel jeweils angesprochene Muskelgruppe auch wirklich isoliert bewegt werden kann, ist bei Fünf- bis Neunjährigen ohnehin fraglich. Mit dem Älterwerden klappen isolierte Muskelbewegungen ganz von alleine besser. Deshalb bitte kein übermäßiges Korrigieren! Sonst bleibt die Freude an der Bewegung auf der Strecke und Entspannung stellt sich gewiss nicht ein.

Reise-Etappe	entspannungstechnischer Schwerpunkt	Zeitpunkt der Spielhandlung
1 Von dem Regentröpfchen ...	Bauchatmung	Februar, März
2 Von der Sonne ...	Fantasiereise, Imaginationsübung, Farben-Meditation	April
3 Von dem Marienkäfer ...	Progressive Muskelentspannung in Armen und Schultern mit Bauchatmung	Mai
4 Von der Piratin ...	Progressive Muskelentspannung als gesamtkörperliche Lockerung mit Bauchatmung	Juni
5 Von dem Rennfahrer ...	Pädagogische Kinesiologie	Juli
6 Von den Affen ...	Progressive Muskelentspannung in Armen und Händen mit Bauchatmung	August
7 Von dem Bäcker ...	Progressive Muskelentspannung in den Händen	September
8 Von dem Kätzchen ...	Traumreise, Autogenes Training	Oktober
9 Von dem Adler ...	Progressive Muskelentspannung in den Armen mit Bauchatmung	November
10 Von dem Rentier ...	Progressive Muskelentspannung in den Füßen mit Bauchatmung	Anfang Dezember
11 Vom Blick ...	Farben-Meditation mit Bauchatmung	Ende Dezember
12 Vom Clown ...	Progressive Muskelentspannung im Gesicht	Januar, Februar

Der Praxisteil folgt dem Jahreskreislauf und hält für jeden Monat auf sechs Seiten eine Vorlesegeschichte bereit mit ebenfalls jahreszeitlich abgestimmten Zusatzspielen. Natürlich können Sie auch alle Geschichten nacheinander in der »dunklen Jahreszeit«

zusammen mit Ihrem Kind als tägliches Entspannungsritual verwenden. Es erfordert jedoch mehr Vorstellungsvermögen, wenn sich Ihr Kind im November auf blühende Osterglocken oder einen Sommerspaziergang am Meeresstrand einlassen soll. Deshalb raten wir, mit jüngeren Kindern zunächst dem Jahreskreis folgend die Geschichten und Spiel- und Bastelanregungen anzugehen, ehe das Buch später unter erinnerten Bildern und Geschehnissen aus der Natur »am Stück« zum Material für An- und Entspannen werden kann.

Sind Sie auf der Suche nach bestimmten Körperübungen, kann Ihnen die Tabelle auf Seite 68 Hilfe bieten. Sie gibt eine Übersicht über den entspannungstechnischen Schwerpunkt einer jeden Reise-Etappe des Regentröpfchens Fridolin.

Liebe Kinder!

Ihr möchtet die Geschichten von dem Regentröpfchen kennen lernen, von dem unternehmungslustigen Fridolin? Der schwebt ein ganzes Jahr lang auf einer Regenwolke über Europa und schaut sich dort unten auf der Erde alles genau an. Auf Seite 71 findet Ihr die Umrisse der Länder, die er besucht. Zu jedem Land gibt es eine Geschichte. Zu jeder Geschichte gehört ein passendes kleines Bild. Wenn du eine Geschichte vorgelesen bekommst, weißt du so immer genau, wo die Wolke mit Fridolin gerade umhersegelt. Du kannst mit dem Finger auf der Karte vom Februar in diesem Jahr bis zum Februar im nächsten Jahr auf der Wolke mitreisen. Das Menschenkind, von dem erzählt wird, bist du!

Wie heißt du? Ach ja, dein Name ist …

Falls du magst, kann deine Vorleserin oder dein Vorleser immer dann deinen Namen einsetzen, wenn in den zwölf Geschichten von dem Menschenkind erzählt wird. Dann bist du ganz nahe dabei auf der großen Rundreise durch Europa. Fridolin freut sich schon auf dich!

Hat dich die Reiselust gepackt? Bist du neugierig auf Fridolins Abenteuer? Dann kuschele dich in deine Lieblingsecke auf euerem Sofa und lasse dir von Mutti oder Papa, Omi oder Opa gleich die erste Geschichte vorlesen. (Auf den großen Bildern zu den Geschichten hat sich übrigens immer eine kleine Maus versteckt. Findest du sie?)

Der Reiseweg des Regentröpfchens Fridolin

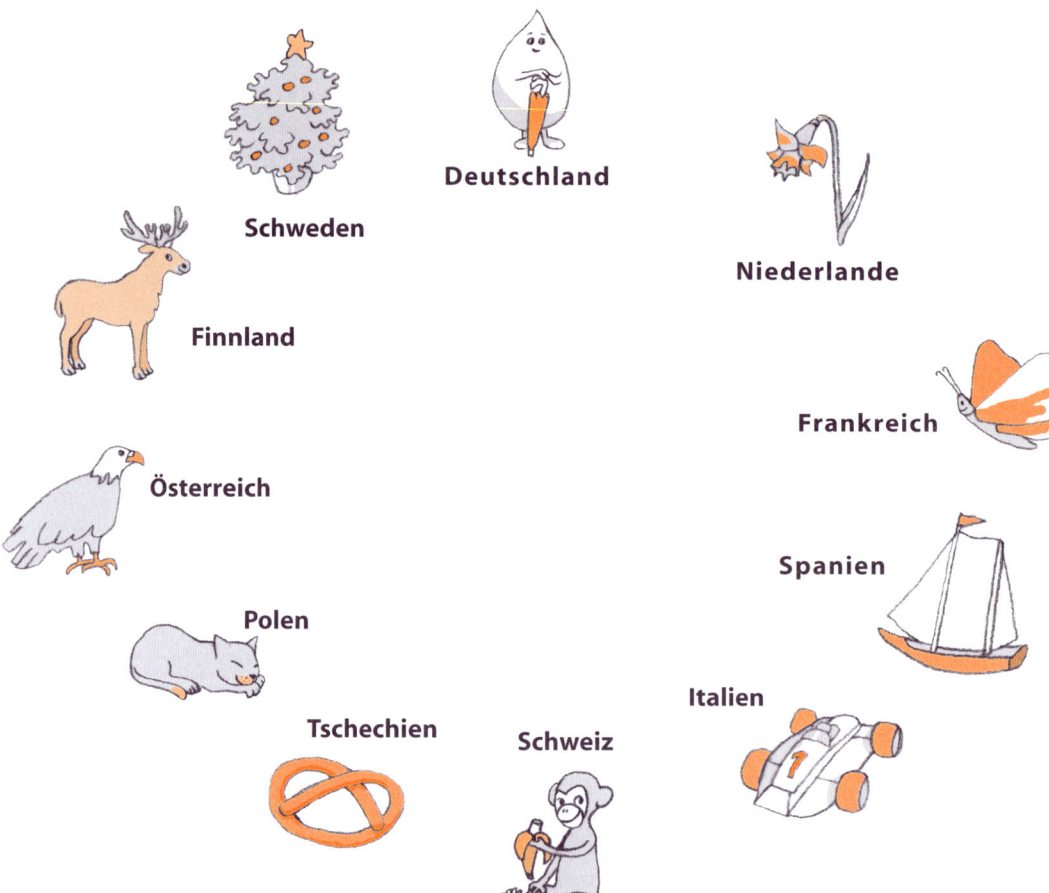

Schweden

Deutschland

Niederlande

Finnland

Frankreich

Österreich

Spanien

Polen

Italien

Tschechien

Schweiz

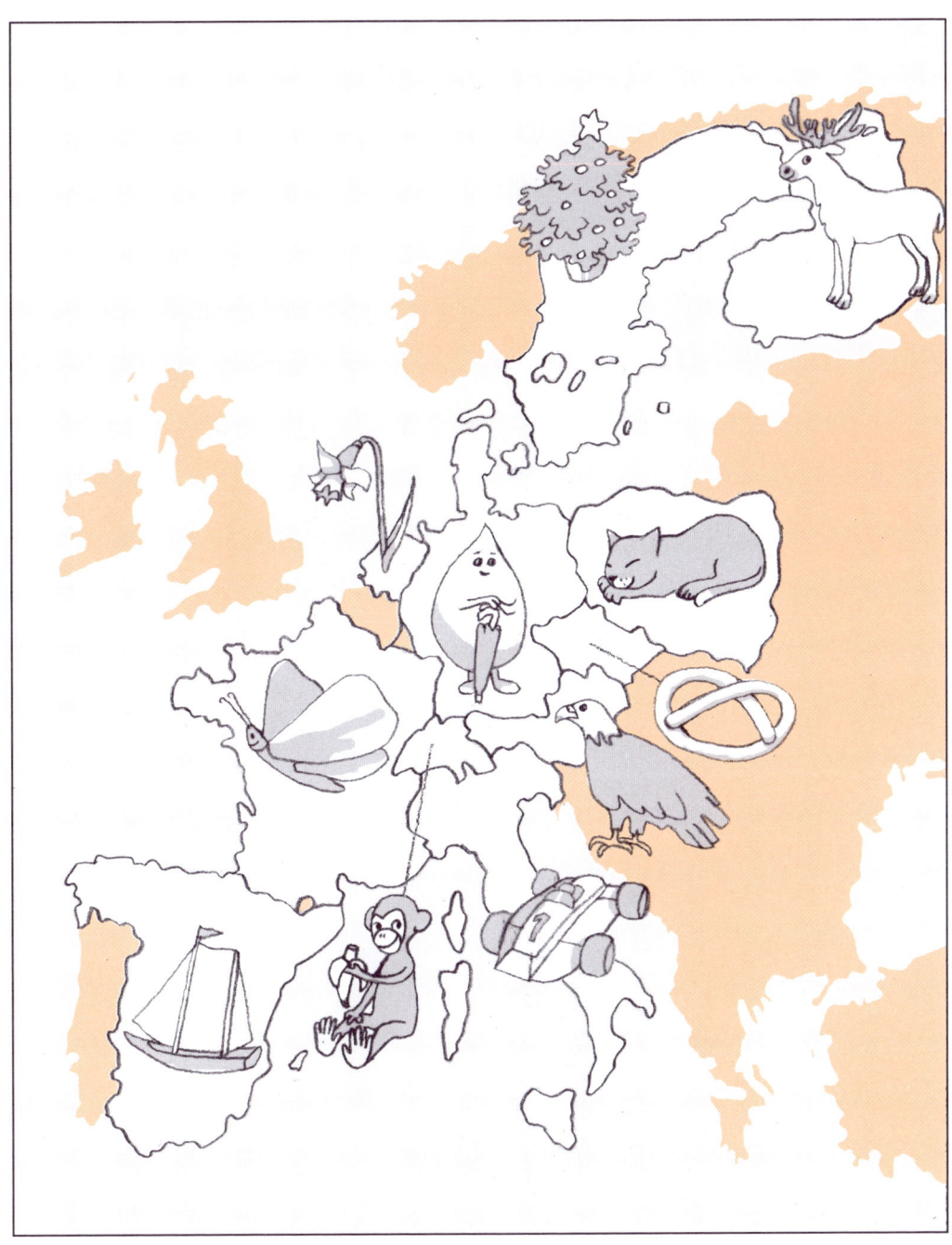

Durch diese Länder in Europa reist Fridolin mit dem Menschenkind

Von dem Regentröpfchen, das auf die Reise geht, und von dem Wind, der das Atmen lehrt

Es ist ein verregneter Tag im Februar. Ein Kind steht am Fenster. Draußen liegen die letzten Schneereste am Straßenrand; mehr schwarz als weiß vom Straßenschmutz. Dicke Tropfen prasseln hernieder. Überall bilden sich Pfützen. Alles erscheint grau in grau. Ach, wäre das schön, könnte die Sonne warm scheinen und alles frisch grün sein mit bunten Frühlingsblumen – jetzt schon und nicht erst in vier Wochen!

Plötzlich fliegt eine Regenwolke sehr tief bis an das Fenster heran. Sie kommt auf das Kind zu und es sinkt in sie ein, wird klein und kleiner. In der Wolke entdeckt es viele winzige Regentröpfchen mit dicken Bäuchlein. Das Menschenkind setzt sich dicht neben einen der Tropfen und schaut es verstohlen von der Seite an. Da beginnt der Regentropfen zu erzählen:

He, Menschenkind, ich heiße Fridolin. Ich bin ein Regentröpfchen und komme mit meiner Wolke vom Meer. Ich möchte gerne ein ganzes Jahr lang über Europa dahinziehen in meiner Wolke und mir alles genau ansehen, ohne herauszufallen. Magst du mitkommen? Das Menschenkind nickt und los geht die Reise.

Fridolin kann vor Aufregung nicht ruhig auf seinem Wolkenkissen sitzen bleiben. Er zappelt mit den Beinchen, springt auf und setzt sich ans Wolkenfenster, läuft neugierig auf die andere Seite der Wolke, hopst auf einem Beinchen zurück, wirbelt sein Schirmchen in die Höhe, fängt es wieder auf – nein, hoppla, das Schirmchen fällt in ein Wolkenloch und Fridolin kann es gerade noch herausfischen. Puh, das war knapp!

Es ist März und die Frühlingsstürme brausen über das Land. Der Wind beteiligt sich natürlich auch an diesem wilden Treiben. Er bläst gewaltig. Da stellt sich das Tröpfchen mit dem Rücken zu ihm hin, breitet seine Arme aus und lässt sich von dem rauen Gesellen vorwärts treiben. Fast wäre es dabei mit seinem Kullerbauch über den Wolkenrand gestürzt und hätte seine Reise gleich hier wieder beendet.

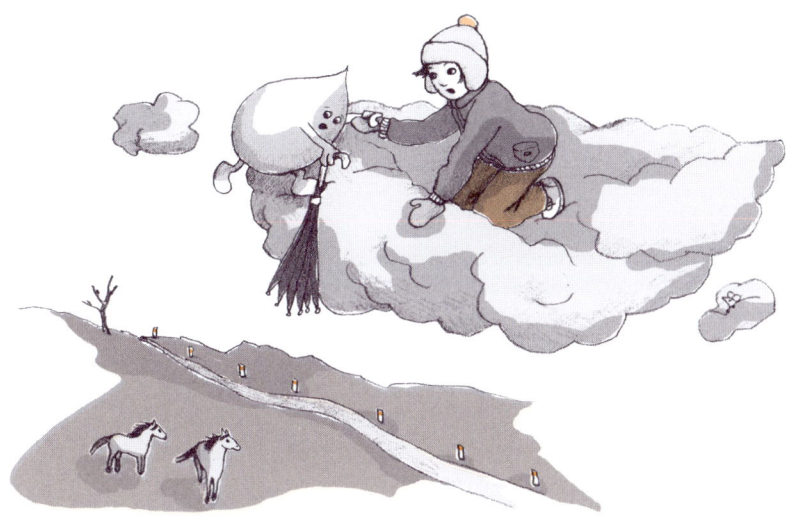

In seiner schroffen Art raunzt der Wind das Zappel-Tröpfchen an: Wenn du wirklich das ganze Jahr über hier oben mitreisen willst, musst du viel ruhiger werden. Setze dich erst einmal hin und lerne atmen, tief atmen, tief in den Bauch hinein atmen.

Fridolin und das Menschenkind setzen sich brav auf ein Wolkenkissen und lauschen dem Wind, der jetzt mit sanfter, leiser Stimme spricht:

Alles, was dich stört, unruhig und zappelig macht, das atmest du als graue Luft aus. Und ich blase dir weiße, strahlend frische Luft zu, die du durch die Nase tief in deine Lunge einatmest. Langsam und gleichmäßig. Zähle dabei jedes Mal bis vier.

 Du atmest ruhig

die graue Luft aus (1 – 2 – 3 – 4) und die weiße Luft ein (1 – 2 – 3 – 4),
die graue Luft aus (1 – 2 – 3 – 4) und die weiße Luft ein (1 – 2 – 3 – 4),
die graue Luft aus (1 – 2 – 3 – 4) und die weiße Luft ein (1 – 2 – 3 – 4).

Jetzt strömt dein Atem gleichmäßig, dein Herz schlägt langsam und gleichmäßig – langsam und gleichmäßig – langsam und gleichmäßig. Horche in dich hinein! Du wirst ganz ruhig und entspannt. Deine Hände und Füße halten still und du bist nur auf deinen Atem und deinen Herzschlag konzentriert.

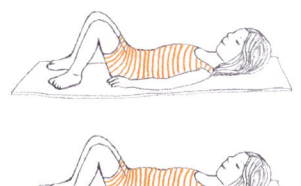

Nun sind Fridolin und das Menschenkind bereit, von ihrer Wolke aus herunterzuschauen und sich dort unten Europa ganz genau anzusehen.

Bauch-Atem-Spiele

Fridolin und das Menschenkind haben Spaß daran, verschiedene Möglichkeiten des tiefen Atmens in den Bauch hinein auszuprobieren. Sie legen sich auf den Rücken und beginnen mit dem Gähnen. Welcher Körperteil wölbt sich dabei nach oben? Richtig – der Bauch. Wer gähnen muss, ist müde, weil er zu wenig weiße, frische Luft im Körper hat. Das Gähnen ist ein tiefer Schnaufer mit einem riesigen Schwall frischer Luft und man ist wieder fit, wenigstens für kurze Zeit. Dann muss man wieder gähnen.

Materialbedarf:
keiner
Zum Vorstellen und Mitatmen

Lege dich neben Fridolin auf den Rücken mit angezogenen und aufgestellten Beinen. Hast du noch dein Kirschkernsäckchen aus der Baby-Zeit? Aufgewärmt legst du es auf deinen Bauch. Jetzt atmest du tief ein (1 – 2 – 3 – 4) und aus (1 – 2 – 3 – 4). Konzentriere dich darauf, wie es beim Einatmen mit deinem Bauch nach oben steigt und beim Ausatmen wieder herabsinkt.

Materialbedarf:
Kirschkernsäckchen oder Wärmflasche
Zum Nachspielen

Stelle dir vor, du sitzt in einem Schaukelstuhl in der warmen Frühlingssonne. Es ist mollig warm. Du schaukelst sachte und langsam hin (1 – 2 – 3 – 4) und her (1 – 2 – 3 – 4). Wie du schaukelst, so atmest du ein (1 – 2 – 3 – 4) und aus (1 – 2 – 3 – 4). Deine Hand liegt auf deinem Bauch. Sie spürt dem Auf und Ab des Atems nach.

Materialbedarf:
keiner
Zum Vorstellen und Mitatmen

Schwieriger wird es auf deinem Hüpf- oder Sitzball. Stütze die Unterarme auf die Oberschenkel, lasse den Kopf locker hängen und atme tief in den Bauch hinein (1 – 2 – 3 – 4). Jetzt hast du keine Hand frei, um mit ihr auf deinem Bauch dem Auf und Ab deines Atems nachzuspüren. Aber du weißt ja nun schon, dass dein Bauch beim Einatmen (1 – 2 – 3 – 4) heraustritt und beim Ausatmen (1 – 2 – 3 – 4) wieder zurücksinkt. Achte auf dein Gleichgewicht. Deine Unterschenkel sollen zu deinen Oberschenkeln im rechten Winkel stehen. Dann bist du ausbalanciert.

Materialbedarf:
Hüpf- oder Sitzball
Zum Nachspielen

Puste-und Blas-Spiele

Heute ist ein nasser Märztag. Du hast Freunde eingeladen. Ihr habt Lust auf Wettspiele in deinem Zimmer. Da fällt euch das »Watte-Wettpusten« ein. Ihr braucht dazu Wattepads. Jetzt müsst ihr tief Luft holen, sie kräftig herauspusten und so den Wattebausch mit mehreren Pustern ins Ziel bugsieren. Japan-Papierbälle oder Luftballons lassen sich auch prima wegpusten.

Materialbedarf:
Wattepads, Luftballons oder Japan-Papierbälle
Zum Nachspielen in der Gruppe

Das Menschenkind hat ein Seifenblasenspiel. Das Tröpfchen will auch einmal durch den Ring blasen. Das Kind spielt den Seifenblasenlehrer: Willst du eine Reihe von Blasen hintereinander machen, musst du tief einatmen und dann langsam und gleichmäßig ausatmen und dabei blasen: gleichmäßig blasen und Lippen wieder schließen – gleichmäßig blasen und Lippen wieder schließen ... Probiere, wie du atmen musst, wenn die Blase riesengroß werden soll. Fridolin schafft eine besonders große Blase. Sie schillert in allen Farben, steigt auf und wird vom Wind fortgetragen.

Materialbedarf:
Seifenblasenröhrchen
Zum Vorstellen und Nachspielen

Wasserfarbe zum Rennen bringen ist ebenso lustig. Zum Thema »Ein Vulkan ist ausgebrochen« gibst du mit einem dicken Pinsel einen Klecks rote Lava auf dein Zeichenblatt. Du bläst das Rot mal kräftig, mal sachte und treibst so den glühend roten Lavastrom quer über dein Papier. An einem anderen Tag hast du Lust auf Sonnenstrahlen, die leuchtend gelb in ein Haus scheinen. Dabei bläst du zielsicher einen Sonnenstrahl in ein Fenster hinein. Finde selbst ein Thema, das du gerne als Blas-Bild gestalten möchtest.

Materialbedarf:
Wasserfarbkasten, dicker Pinsel, Wasser
Zum Nachspielen

Fridolin und das Menschenkind spielen »Fährten-Lesen«. Das Menschenkind legt eine Tee-Spur. Dazu räumt es erst einmal den großen Küchentisch frei und legt eine Fährte mit Aufgussbeuteln aus Pfefferminztee. Am Ziel wartet eine Belohnung. Damit es dem Schnupper-Schüler Fridolin aber nicht zu leicht fällt, mit verbundenen Augen, nur seiner Nase nach, der Tee-Spur zu folgen, legt das Menschenkind außerdem noch eine andere Duftspur aus Mandarinenstückchen. Sie soll die Tee-Spur mehrmals kreuzen. Hat Fridolin die Tee-Spur bis zum Ende verfolgen können, gibt es für ihn zur Belohnung ein Wassereis mit Erdbeergeschmack. Anschließend trinken beide einen Pfefferminztee und essen dazu die Mandarinenstückchen.

Materialbedarf:
Pfefferminztee, Mandarinen
Zum Nachspielen zu zweit oder in der Gruppe

Wind-Spiele

Das Menschenkind hat ein Windrädchen bekommen. Bevor es der Wind benutzen darf, wird es mit Atemluft ausprobiert. Dazu holt das Kind tief Luft und bläst mit dicken Wangen Luft in die Schaufeln des Rädchens. Das funktioniert. Jetzt flitzt es mit dem Rädchen in der hochgestreckten Hand ums Haus. Wie das Windrad schnurrt! Nun darf der Wind das Blasen übernehmen. Dazu steckt das Kind sein Windrädchen in einen Blumentopf auf dem Balkon.

Materialbedarf:
Windrad
Zum Nachspielen

Auf manchen Dächern gibt es einen Wetterhahn oder eine Wetterfahne. Halte Ausschau danach und beobachte, welche Seite beim Hahn oder bei der Fahne sich zum Wind hin dreht und welche Seite vom Wind weg steht. Warum ist das so und nicht umgekehrt? Wie ist das bei einem Segelboot?

Zum Beobachten

Schnupper-Spiele mit verbundenen Augen

Ganz wenig Luft atmest du ein, wenn du an Gewürzen oder Tierfutter schnupperst. Du fächelst dir mit der Hand etwas von der Luft zu, die aus der geöffneten Gewürzdose ausströmt. Ein voller Atemzug aus einer Dose mit Fischfutter ist unangenehm, aber nicht gefährlich für deine Gesundheit.

Putzmittel hingegen können Nasenschleimhaut und Luftröhre verletzen. Hole dir einige Vorräte aus eurem Kühlschrank, daran kannst du ohne Gefahr schnuppern.

Materialbedarf:
Lebensmittel aus dem Kühlschrank
Zum Nachspielen

Bei Schnupperspielen am Kindergeburtstag kannst du verschiedene Sorten Obst aufschneiden und diese »erschnuppern« lassen, z.B. Banane, Mandarine, Erdbeere, Grapefruit, Zitrone. Das Spiel macht auch Spaß mit Gewürzen wie Kamille, Fenchel, Schnittlauch, Knoblauch, Zwiebel, Pfeffer, Ketschup.

Materialbedarf:
Obst, Gewürze
Zum Nachspielen in der Gruppe

Fridolin und das Menschenkind basteln ein Schnupper-Memory. Sie füllen je zwei ausgespülte Krem-Döschen mit demselben Material, z.B. mit geschnittenen Zwiebeln, Tee oder Erdbeermarmelade. Es dürfen höchstens sechs verschiedene Düfte sein, damit keinem Mitspieler übel wird. Es soll sogar Kinder geben, welche die Farben von Gummibärchen am Duft erkennen. Gehörst du auch dazu?

Materialbedarf:
Kremdöschen, Gewürze, Tees, Marmeladen und anderes
Zum Nachspielen

Wind-Spiel »Sommerspaziergang«

Du gehst mit deinen Eltern einen Wanderweg entlang. Ihr atmet vier Schritte lang tief ein (1 – 2 – 3 – 4), macht zwei Schritte lang eine Atempause (1 – 2) und atmet vier Schritte lang aus (1 – 2 – 3 – 4). Du pflückst eine Pusteblume und pustest die Samen in die Luft. Ihr schnuppert an einer Margerite und einer Kamillenpflanze. Jetzt laufen alle mit ausgebreiteten Armen so schnell, dass sie die Luft vor ihrem Körper spüren. Du drehst dem Wind deine Nase entgegen und lässt dir von ihm die Haare aus deinem Gesicht blasen.

Zum Vorstellen und Nachspielen

Welche Atem-, Puste-, Wind- und Schnupperspiele gibt es im Herbst?

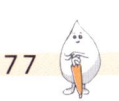

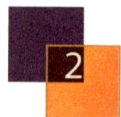

Von der Sonne, die Blumen und Tiere wachkitzelt

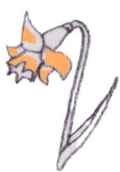

Die Wolke gleitet über die Niederlande. Es regnet nicht mehr und die beiden Reiselustigen können die riesigen Gewächshäuser dort unten sehen. Hier kommen Salat, Tomaten und Gurken her, aber auch viele Blumen: zum Beispiel rote Tulpen und gelbe Osterglocken.

Jetzt im April hat die Sonne schon Kraft und wärmt den Erdboden auf. Ihre Strahlen krabbeln hinab in die Erde. Sie kitzeln an der Zwiebel einer Osterglocke. He, kleines Osterglöckchen, komm heraus, es ist Frühling, ruft der Sonnenstrahl. Das Blümchen gähnt und mault verschlafen: Jetzt schon aufstehen? Ich bin noch soooo müde. Fridolin und das Menschenkind werden ganz klein und warm wie Sonnenstrahlen. Sie helfen, das müde, gelbe Glöckchen aufzuwecken. Die warmen Sonnenstrahlen umarmen die Zwiebel. Es wird ihr mollig warm und sie schickt neugierig zwei spitze, grüne Blätter nach oben zusammen mit einem Blütenstängel. Ganz weit schiebt er sich nach oben und hält Ausschau nach der Frühlingssonne. Eine gelbe Glocke blinzelt am Ende des Stängels in das helle Licht. Kaum ragt sie über die Erde, bläst der Wind hinein und läutet sie. Fridolin und das Menschenkind helfen beim Läuten. Andere Osterglocken hören das Läuten und wachsen schnell aus ihren Zwiebeln heraus; denn sie wollen mitläuten. Die feine, zarte Glöckchenmusik lockt nach und nach alle Frühlingsblumen hervor. Da läuft ein Marienkäfer. Ob er auch von der Sonne wachgekitzelt wurde?

Fridolin und das Menschenkind nehmen wieder ihre normale Gestalt an.

Auf der Wiese steht plötzlich ein Blumen-Turm vor ihnen. Sollen sie hineingehen? Sie atmen ruhig ein und aus, ein und aus, ein und aus. Dann betreten sie mutig den Turm. In jedem Stockwerk gibt es Frühlingsblumen in einer anderen Farbe. Im Erdgeschoss leuchten rote Tulpen. Die beiden gehen die Treppe hinauf. Dort blühen gelbe

Osterglocken. Auch sie läuten, als der Wind hindurchstreicht. Fridolin und das Menschenkind schauen in das gelbe Glockenmeer. Ihre Augen trinken Gelb. Eine grüne Wiese mit frischem Gras führt hinauf zum nächsten Stockwerk. Die beiden legen sich in die Wiese und lauschen auf ihren Herzschlag – langsam und gleichmäßig. Eine Treppe höher strahlen Tausende von hellblauen Vergissmeinnicht. Sie duften stark. Und ganz oben im Turm wachsen lila Veilchen und weiße Gänseblümchen. Fridolin und das Menschenkind pflücken sich jeder ein Sträußchen in Lila und Weiß. Dann steigen sie zurück in ihre Wolke.

Wie helfen die Farben?

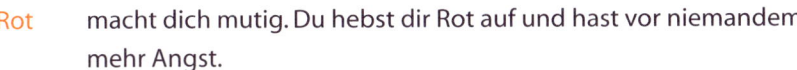

Rot   macht dich mutig. Du hebst dir Rot auf und hast vor niemandem mehr Angst.

Gelb   macht dir warm. Es wächst dir eine Sonne im Bauch. Sie wird immer größer und breitet sich aus bis zu deinen Fingerspitzen und Fußzehen. Du konzentrierst dich auf die Sonne in deinem Bauch.

Grün   lässt dein Herz langsam und gleichmäßig schlagen. Du konzentrierst dich ganz auf deinen Herzschlag.

Blau   atmest du tief ein. Jetzt bist du ruhig und entschlossen. Du weißt genau, was du willst.

Lila   macht alles um dich herum ganz vertraut. Du fühlst dich wohl bei »deinen Menschen«.

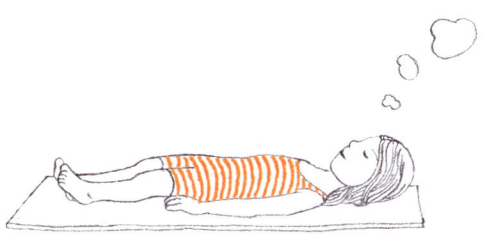

Gedanken-Spiele:

 Im April sind viele Insekten unterwegs. Du beobachtest eine Biene, wie sie in eine rote Tulpenblüte fliegt. Stelle dir vor, du wirst klein und kleiner, bis du auch zu einer Biene geworden bist. Du landest im Blütenkelch. Rotes, dämmeriges Licht umgibt dich. In der Mitte der Blüte ragt eine hohe Säule empor, umgeben von sechs spitzen Pfosten. Daran hängt schwarzer Blütenstaub. Du krabbelst im Kelch umher. Dann ruhst du dich auf den samtweichen Blütenblättern aus und atmest den Duft der Tulpe: stark und streng. Da fliegt eine andere Biene herbei. Sie steigt mit dir aus dem Blütenkelch heraus. Ihr fliegt über den Park. Du landest im Gras und wirst wieder groß. Eine Weile noch bleibt dir das beschwingte, leichte Gefühl, als könntest du tatsächlich fliegen.

Materialbedarf:
keiner
Zum Vorstellen

 Setze dich im Schneidersitz nieder und spanne einen großen Schirm mit verschiedenen Farben über dir auf. Ziehe ihn ganz zu dir herunter und schaue durch das grüne Teil.

In deiner Fantasie spazierst du über eine grüne Wiese mit frischem, saftigem Gras. Auf den Grasbüscheln liegen Tautropfen, die Kusinen des Wassertröpfchens Fridolin. Du schaust beim Gehen vor dich auf das Grün der Wiese. Grün wirkt beruhigend. Dein Herz schlägt langsam und gleichmäßig – langsam und gleichmäßig. Der Himmel ist wolkenverhangen, die Sonne lugt nur schwach aus den Wolken hervor. Du glaubst, die Wolke von Fridolin und dem Menschenkind sei auch dabei, und winkst den beiden zu. Du aber bleibst auf der grünen Wiese, schließt deine Augen und knüllst ein grünes Chiffontuch in deiner Hand zusammen.

Öffne jetzt Augen und Faust gleichzeitig. Siehst du, wie das Tuch als Grasbüschel aus deiner Hand quillt? Bleibe noch ein Weilchen unter deinem grünen Schirmdach hocken und lasse das Grün auf dich wirken. Du bist wieder fit.

Materialbedarf:
Regenschirm mit farblich verschiedenen Segmenten, grünes Kunstseide- oder Chiffontuch
Zum Vorstellen und Nachspielen

Bauch-Atem-Spiele

Strecke dich auf der Sonnenliege lang aus. Dein Rücken, dein Kopf, Arme und Beine liegen auf. Über dein Gesicht breitest du ein leichtes, durchsichtiges Chiffontuch. Vorsicht! Niemals ein schweres Wolltuch oder gar eine Plastiktüte verwenden (Erstickungsgefahr)! Bei dem Chiffontuch kannst du erspüren, wie beim Einatmen in die Nase das Tuch an deine Nasenlöcher herangezogen wird (1 – 2 – 3 – 4). Beim Ausatmen hebt das Tuch wieder leicht von deinen Nasenlöchern ab (1 – 2 – 3 – 4). Wiederhole den Bauch-Atem-Vorgang mindestens sechsmal und entspanne dabei.

Materialbedarf:
Kunstseide- oder Chiffontuch, Sonnenliege oder Rasenfläche
Zum Nachspielen

Räkele dich noch etwas auf der Sonnenliege und hole dir dein Kirschkernsäckchen. Stelle die Beine leicht angezogen auf. Schließe deine Augen, atme tief in deinen Bauch hinein mit vier Atemzügen (1 – 2 – 3 – 4), halte eine Atempause (1 – 2) und atme wieder mit vier Atemzügen aus (1 – 2 – 3 – 4). Das wiederhole bitte sechsmal. Du holst dir frische, weiße Frühlingsluft in deine Lunge und stößt verbrauchte, graue Luft aus.

Statt des Kirschkernsäckchens kannst du auch ein Kuscheltier aussuchen. Dabei musst du allerdings eines wählen, das eine breite Aufliegefläche hat, damit es nicht von deinem Bauch herunterkullert, wenn du tief in den Bauch hineinatmest.

Materialbedarf:
Kirschkernsäckchen oder Kuscheltier, Sonnenliege oder Rasenfläche
Zum Nachspielen

Die ganze Familie hat sich im Kreis versammelt. Alle stehen mit dem Gesicht einander zugewandt. Beim Einatmen (1 – 2 – 3 – 4) heben die Mitspieler ihre Hände hoch über den Kopf. Beim Ausatmen (1 – 2 – 3 – 4) senken sie wieder ihre Arme und neigen den Oberkörper nach vorne.

Wenn alle Kinder etwa gleich groß sind, können sie sich an den Händen fassen: Dann öffnet sich die Blüte (Tulpe) beim Einatmen und beim Ausatmen schließt sie sich wieder.

Materialbedarf:
keiner
Zum Nachspielen in der Gruppe

Fridolin und das Menschenkind sind eingeladen, die Kinder einer zweiten Klasse auf einer Wanderung zu begleiten. Einige ganz Eilige stürmen voraus. Und Fridolin rennt natürlich mit in der ersten Reihe. Bald jedoch geht ihnen die Puste aus. Da ruft die Lehrerin auch schon, sie sollen auf die anderen Kinder warten. Weil die Raser ganz außer Atem sind, müssen sie sich auf Baumstümpfen und gefällten Baumstämmen niederlassen und zur Ruhe kommen. Fridolin weiß, wie man entspannt atmet. Stolz zeigt er die Sitzball-Übung aus Geschichte 1. Er gibt mächtig an und kommandiert: Setzt euch so, dass eure Unterschenkel im rechten Winkel zu euren Oberschenkeln stehen, legt die Unterarme auf euren Oberschenkeln auf und atmet langsam und tief in euren Bauch hinein ein (1 – 2 – 3 – 4). Seht ihr, wie er sich nach vorne wölbt? Jetzt haltet eine Atempause (1 – 2) und atmet dann wieder langsam aus (1 – 2 – 3 – 4). Das wiederholt ihr so lange, bis ihr ganz ruhig und entspannt seid. Die Lehrerin lobt Fridolin und erklärt, dass diejenigen Wanderer die meiste Ausdauer haben werden, die immer im gleichen Tempo laufen und dabei während vier Schritten einatmen, eine Atempause von zwei Schritten halten und wieder während vier Schritten ausatmen. Das probieren jetzt alle Zweitklässler gemeinsam aus.

Materialbedarf:
Stuhl, Hocker, Treppenstufe oder Bettkante
Zum Vorstellen und Mitatmen

Bewegungs-Spiele

Fridolin und das Menschenkind sitzen auf einem Mäuerchen und schauen den Kindern zu, wie sie im Hof spielen. Ein Kind hat Lauf-Dollis. Das sind Plastikbüchsen an langen Schlaufen. Die Schlaufen in den Händen, die Büchsen unter den Schuhsohlen, läuft es auf dem Weg und über Treppenstufen.

Materialbedarf:
Lauf-Dollis
Zum Nachspielen

Zwei Fünfjährige haben im Hof eine Zeitung gefunden. Sie falten sie auseinander. Jedes Kind hält sich ein Zeitungsblatt vor Brust und Bauch und rennt los. Jetzt brauchen sie die Zeitung nicht mehr festzuhalten, denn beim Laufen klebt sie ganz von alleine vor dem Bauch. Sie breiten die Arme aus wie Tragflächen beim Flugzeug, rennen kreuz und quer um Bäume und Mülltonnen herum. Werden sie langsamer oder bleiben sie stehen, fällt das Zeitungsblatt herunter. Das klappt auch mit leichten Tüchern aus Kunstseide oder Chiffon.

Materialbedarf:
Zeitung oder Kunstseide-/Chiffontücher
Zum Vorstellen und Nachspielen

Andere Spielkameraden haben einen Ball und kicken damit. Aber jemandem den Fußball abzujagen, das ist Fridolin zu schwierig. Er schnappt sich einen Ball und glaubt, Werfen sei leichter. Wenn das Menschenkind ihm den Ball zuwirft, flutscht er Fridolin ständig zwischen den Händen durch. Der Ball ist zu schnell für mich, mault er und hat bald keine Lust mehr. Das Menschenkind weiß Rat: Wir nehmen einen Luftballon. Der fliegt viel langsamer und du hast Zeit, dich auf das Fangen vorzubereiten. Und siehe da: Das Luftballonspiel macht Freude.

Materialbedarf:
Luftballon
Zum Vorstellen und Nachspielen

Kennst du auch Spiele mit Luftballons? Zum Beispiel kannst du den Ballon ohne Hände, nur mit Armen, Knien und Kopf hochschubsen oder ihn mit einem Tischtennis-Schläger oder einer zusammengefalteten Zeitung vorantreiben.

Gärtner-Spiel, auch ohne Garten

Auch ohne Garten kannst du dir zu Ostern »grüne Nester« aus Kresse wachsen lassen. Du brauchst einen Teller, Küchen-Krepp oder Papiertaschentücher und Kressesamen. Lege den Teller mit nassem Papier aus und streue den Samen obenauf. Stelle das Ganze ans Fenster und halte es immer sehr gut feucht. Kressesamen ist flink und schon nach zwei Tagen keimt er. Zu Ostern bemalst du ausgeblasene Eier und legst sie hinein.

Du wirst sehen: Säen, pflegen und wachsen lassen macht dich ganz ruhig und entspannt.

Materialbedarf:
Teller, Küchen-Krepp, Kressesamen
Zum Nachspielen

3 Von dem Marienkäfer mit dem Krampf im Bein und von dem Schmetterling, der seinen ersten Ausflug macht

Die Wolke fliegt in südwestlicher Richtung nach Frankreich. Hier gibt es Wiesen und Felder mit vielen Bauernhöfen. Dort leben Kühe, Schweine und Pferde in den Ställen sowie Katzen und Hunde als Haustiere. Jetzt, im Mai, ist das Gras saftig grün, der Himmel strahlend blau und es duftet nach Frühling. Die Bienen fliegen von Blüte zu Blüte. Sie sammeln Blütenstaub. Marienkäfer sind unterwegs, laufen geschäftig halmauf und halmab.

Ein kleiner Käfer setzt sich plötzlich auf ein Blatt und hält ein Vorderbeinchen lang gestreckt zur Seite weg. Sein Füßchen zeigt nach oben. Diese Spannung hält er sechs Atemzüge lang. Dann lässt er wieder locker, spannt nochmals an und stellt sein Bein wieder locker ab. Was machst du da?, will Fridolin wissen. Vom vielen Laufen hatte ich einen Krampf im Vorderbein. Jetzt geht es wieder, ruft der kleine Marienkäfer erleichtert und rennt davon.

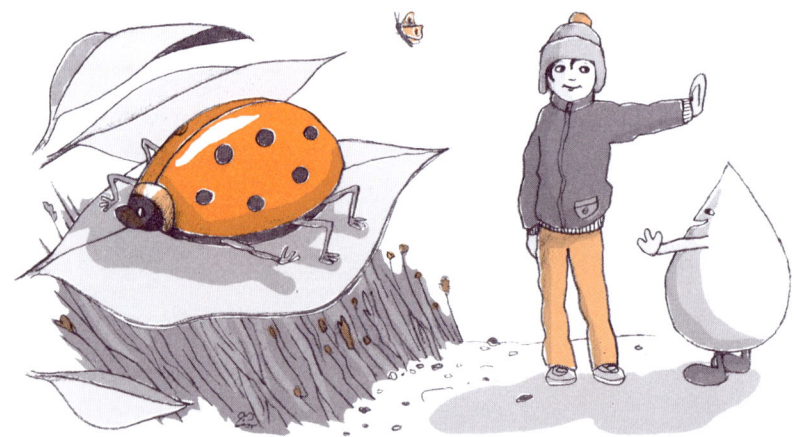

Unter einem Blatt hat eine Schmetterlingsraupe ihren Schlafsack festgeklemmt. Plötzlich bewegt sich etwas darin. Fridolin und das Menschenkind laufen herbei und betrachten neugierig das Zappelwesen in seiner Hülle. Das ist kein Schlafsack, weiß das Menschenkind. Man nennt es Kokon. Ist aus der Raupe ein Schmetterling geworden, arbeitet er sich aus seinem Kokon heraus. Lass uns zuschauen, schlägt Fridolin vor. Sie verfolgen gespannt die anstrengende Geburt des Schmetterlings.

Ganz zerknautscht und zusammengekrumpelt steigt der Neugeborene aus seiner Hülle. Er sieht in diesem Augenblick so gar nicht einem prächtigen Schmetterling ähnlich. Aber was macht er da?

Er dreht seine Flügel vom Körper weg in Richtung Rücken, faltet die Flügel dort weit auseinander und saugt in langen Atemzügen die Luft ein (1 – 2 – 3 – 4). Dann spannt er seine Flügelmuskeln fest an, zieht beide Flügel gleichzeitig an seinen Brustkorb heran, presst sie fest an sich und atmet kräftig aus (1 – 2 – 3 – 4). Beim Einatmen entspannt er und beim Ausatmen hält er die Spannung. Sechsmal hintereinander muss er seine Flügel auf- und zufalten, bis sie glatt sind. Fridolin und das Menschenkind trainieren auch ihre Armmuskeln. Das wird schön warm in den Armen. Ein tolles Gefühl, stellt Fridolin fest. Hups! Ich muss aufhören, sonst werde ich zu feucht und mein Tröpfchenbauch flutscht jetzt schon aus der Wolke!

In der Zwischenzeit ist aus dem zerknitterten Wesen in seinem Kokon ein wunderschöner Schmetterling geworden. Er ruft dem Regentröpfchen und dem Menschenkind ein fröhliches Hallo zu und flattert unternehmungslustig davon.

Wie lockert der Marienkäfer sein verkrampftes Vorderbein?

Bein waagrecht ausstrecken – Fuß zum Körper hin anziehen – Spannung halten und dabei tief atmen – Bein locker sinken lassen; sechsmal wiederholen.

Arm waagrecht ausstrecken – Schulter herunterdrücken und Hals ein Stück länger werden lassen – Hand nach oben anwinkeln – Spannung halten und tief atmen – Arm locker sinken lassen; sechsmal wiederholen.

Wie entfaltet der Schmetterling seine Flügel?

Arme ausbreiten, bis die Schulterblätter auf dem Rücken zusammenstoßen – dabei langsam einatmen (1 – 2 – 3 – 4); Armmuskeln anspannen und Arme anwinkeln – vor dem Körper zusammenführen – an sich pressen – dabei ausatmen (1 – 2 – 3 – 4); sechsmal wiederholen.

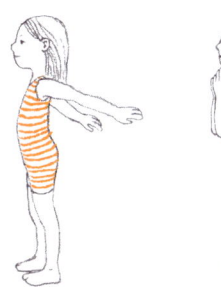

Fußmuskel-Spiele

Fridolin und das Menschenkind entdecken auf ihrem Erkundungsweg über die Wiese eine Marienkäfer-Schule. Die beiden Weltenbummler werden klein wie die Käfer, treten ein in das Schulgebäude und dürfen bei der Fußgymnastik mitüben. Fußgymnastik ist bei den Marienkäfern nämlich ein ganz wichtiges Fach. Denn sie brauchen kräftige Fuß- und Beinmuskeln für die zahllosen Trippelschrittchen auf ihren langen Wegen.

Materialbedarf:
keiner
Zum Vorstellen

Zuerst wiederholen sie die Übung, wie sie der Marienkäfer aus Geschichte 3 auch ausgeführt hat: Sie halten ein Vorderbeinchen lang gestreckt zur Seite weg. Das Füßchen wird zum Körper hin angezogen und wieder lockergelassen; mehrmals wiederholen. Dann machen sie eine Pause und es kommt das andere Vorderbeinchen an die Reihe.

Materialbedarf:
keiner
Zum Nachspielen

Jetzt lernen sie drei neue Übungsspiele mit den Füßen:
»*Beifall klatschen*«
Im Sitzen stellen sie die Fersen der Hinterbeine auf den Boden, ziehen beide Fußspitzen gleichzeitig und so schnell wie möglich immer wieder hintereinander zum Körper hin an und drücken sie dann mit einem Platsch wieder vom Körper weg auf den Boden nieder – ziehen an – drücken nieder (Platsch) – ziehen an – drücken nieder (Platsch) ... Sechsmal rasch hintereinander, dann darf eine Pause gemacht werden.

»*Ribbeln*«
Die Marienkäfer-Kinder drücken und ribbeln mit den geschickten Zehen ihrer mittleren Füße die Sohlen ihrer vorderen Füßchen von den Zehen bis zur Fessel. Sie ribbeln so lange, bis die Fußsohlen gut durchblutet sind und sich mollig warm anfühlen. Dann wird gewechselt, dass alle Füße mal ribbeln und mal geribbelt werden. Fridolin und das Kind haben Hände und können ihre Handknöchel oder Daumen zum Drücken und Sohlenribbeln benutzen, bis auch sie warme Füße haben.

»Zehen lang ziehen«

Jetzt möchte das Menschenkind auch eine Übung zeigen, das es in seiner Schule in der Gymnastikstunde gelernt hat. Das ist eine Menschen-Übung, weil man dazu Hände braucht, erklärt das Kind. Und es ist eine Fridolin-Übung, platzt das Regentröpfchen heraus, weil ich auch Hände habe.

Jeder einzelne Zeh wird zwischen den Fingern gerieben, gedrückt und ganz sanft in die Länge gezogen. Bei fünf Zehen an jedem Fuß wiederholt sich das Ganze zehnmal. Dann dürfen die Füße locker gekreist werden, mal rechtsherum und mal linksherum.

Materialbedarf:
Stuhl oder Hocker
Zum Vorstellen und Nachspielen

 Am Ende der Gymnastikstunde haben alle Schülerinnen und Schüler so gut durchblutete Füßchen, dass sie ihre Socken mit den Zehen aufklauben können, in ihre Schuhe schlüpfen und mit gestärkten Fußmuskeln davonrennen. Auch Fridolin und das Menschenkind laufen über die Wiese, werden wieder groß, steigen in ihre Wolke und reisen weiter.

Kannst du auch mit deinen Zehen deine Socken, einen Bleistift, einen Kieselstein oder dein Kirschkernsäckchen aufklauben? Probiere und übe!

Materialbedarf:
Socken, Buntstift oder Kirschkernsäckchen, Kieselstein u.a.
Zum Vorstellen und Nachspielen

Hand- und Armmuskel-Spiele

Fridolin und das Menschenkind haben eben die Geburt des Schmetterlings erlebt und beim Training seiner Flügelmuskeln mitgeübt. Auch die kleine Meise braucht zum Fliegen kräftige Muskeln. Sie breitet abwechselnd ihre Flügel aus und faltet sie wieder zusammen. Endlich hat sie Mut und Kraft loszufliegen. Du trainierst mit Fridolin auch die Vogel-Übung: Ihr breitet eure Arme aus und atmet ein (1 – 2 – 3 – 4). Dann schließt ihr sie über Kreuz vor der Brust und atmet aus (1 – 2 – 3 – 4). Beim Überkreuzen liegt erst der eine und dann der andere Arm obenauf. Das Ganze wiederholt ihr sechsmal. Sind eure Arme jetzt mollig warm? Ja, das wird mollig warm in den Armen. Ein tolles Gefühl, stellt Fridolin fest.

Materialbedarf:
keiner
Zum Vorstellen und Nachspielen alleine oder in der Gruppe

87

Dein Kuscheltier muss dringend gewaschen werden. Ist der Waschlappen zu nass, erhebt es ein Protestgeschrei. Also musst du ihn kräftig ausdrücken. Du machst eine Faust, spannst deine Armmuskeln an, hebst den Arm vor der Brust in Richtung Schulter an und presst das Wasser aus dem Lappen heraus. Dabei atmest du langsam und gleichmäßig ein (1 – 2 – 3 – 4) und aus (1 – 2 – 3 – 4).

Um den großen Waschlappen in deiner kleinen Hand richtig ausdrücken zu können, musst du mehrmals auspressen, mal mit der einen und mal mit der anderen Hand. Jetzt kannst du wieder locker lassen und den Hals des Kuscheltieres schrubben.

Materialbedarf:
Waschlappen, Kuscheltier
Zum Nachspielen

Bewegungs-Spiele »geschickte Arme«

Du weißt aus Geschichte 2, wer mit den Armen trödelig ist, fängt keinen Ball. Auch zum Werfen braucht man geschickte Arme und Hände, sonst landet der Ball sonst wo. Viel Spaß bereitet da das »Sockenschleudern«. Du brauchst alte Socken und Tennisbälle. In jede Socke knotest du einen Ball ein. Wenn du Spielkameraden zu Besuch hast, versucht ihr die Socken hinter ein ausgelegtes Springseil zu schleudern. Bald seid ihr geübt im Zielen. Dann sucht euch eine große Ziel-Box, z.B. einen Karton oder eine Äpfelkiste. Wer wird Meister im Sockenschleudern?

Du kannst auch ausprobieren, wie sich verschiedenartige Bälle beim Werfen verhalten; z.B. Stoffbälle, Fußbälle oder Tennisbälle. Mit welchem Ball klappt es bei dir am besten?

Materialbedarf:
alte Socken, Tennisbälle
Zum Nachspielen alleine oder in der Gruppe

Schläger aus Holz oder Plastik für Schlagballspiele mit dem Softball kennt jeder. Fridolin und das Menschenkind wollen sich ihre Schläger selber basteln. Sie nehmen Drahtkleiderbügel und lassen sich diese von einem Erwachsenen zu einem Viereck (Rhombus) biegen, den Haken entfernen oder beibiegen und dieses Griffteil mit Isolierband umwickeln. Jetzt können die beiden Bastelmeister alleine weiterwerkeln. Sie nehmen alte Feinstrumpfhosen und stecken die Drahtschläger hinein; denn Feinstrumpfhosen dehnen sich mächtig. Was an Strumpfhose zu viel ist, verknoten sie am Griff. Das Schlagnetz für einen Softball ist fertig.

Materialbedarf: Drahtkleiderbügel, Isolierband, alte Feinstrumpfhosen
Zum Nachspielen

Mal-Spiele »lockere Hände«

Mit lockeren Armen und Händen und gut konzentriert gelingen dir geschwungene Linien wie liegende Achten. Zeichne eine liegende Acht auf die Rückseite eines Tapetenrestes, so groß, wie es dir ohne abzusetzen gelingt. Male von der Mitte aus zuerst nach rechts oder links oben. Fahre mehrmals mit einer Farbe die geschwungenen Linien nach. Dann wechsele die Farbe, bis du viele bunte Linien übereinander gezeichnet hast. Du kannst dein Bild auch mit einem Matchbox-Auto abfahren und Autorennen spielen.

Du kannst auch einen Drachen mit einem langen Schwanz malen. Den Drachen-Schwanz verzierst du mit vielen bunten »Schleifen« aus liegenden Achten.

Materialbedarf: Tapetenrest oder Packpapier, Filzstifte oder Wachsmalkreiden
Zum Nachspielen

Kennst du »Ingo mit Kappe«? Sein Gesicht sieht mal so und mal ganz anders aus. Eigentlich kannst du ihn nur an seiner Kappe und seinen Haaren wiedererkennen. Bastele einen »Ingo-Kopf«. Male auf eine Pappe die Seitenansicht seines Kopfes: Haare, Kappe, ein Ohr, ein Auge – ohne Gesicht. An Stirne und Hals befestigst du je ein Kettenende. Dazu stichst du an Stirne und Hals je ein Loch in die Pappe und ziehst die Kettenenden durch auf die Rückseite. Dann befestigst du die Enden hinten mit Klebestreifen. Jetzt lege die Kette zu einem ulkigen Gesicht.

Materialbedarf: Pappe (ca. DIN A 5), Filzstifte, feingliedrige Kette oder Wollfaden (ca. 15 cm)
Zum Nachspielen

Von der Piratin, die einen Goldschatz erbeutet, und von dem Segelboot mit dem »Hau – Ruck«

Noch weiter nach Süden bläst der Wind im Juni die Wolke mit Fridolin und dem Menschenkind. Wir schweben gleich über Spanien, verkündet er. Au ja, nach Spanien wollen sie sehr gerne. Das Menschenkind war schon einmal im Urlaub dort und erinnert sich an sonnige, heiße Tage am Meer.

Ein kleines Mädchen sitzt am Sandstrand im Wasser. Das reicht ihm gerade über die ausgestreckten Beine, nicht höher. Kleine Wellen plätschern gegen seinen Bauch, erzeugen glucksende Geräusche. Das Mädchen hat sein Stirnband über das eine Auge gezogen – wie eine Augenklappe. Eine Piratenflagge mit Totenkopf flattert an einem Stecken. Die Piratin kann auf den Meeresgrund sehen. Dort liegen Steine und Muscheln. Sie hebt eine Muschel auf und schwenkt diese im Wasser, bis sie sauber ist. Was für ein Fund: eine kostbare Porzellanschale mit Rillenmuster! Die Steine auf dem Meeresgrund, sie leuchten in kräftigen Farben und sind von goldenen und weißen Fäden durchzogen. Die Piratin nimmt einen besonders prächtig schillernden Schmuckstein auf und trägt ihn zum Trocknen auf ihr Badetuch. Oder war das doch nicht der schönste? Sie kann sich nicht entscheiden, läuft zurück ins Wasser auf der Suche nach Edelsteinen, Goldklumpen, Porzellanschalen und anderen Kostbarkeiten, die aus dem gekaperten Schiff auf den Meeresgrund herabgesunken sind. Sie legt die Schätze zu den anderen Beutestücken in ihre Schatzkiste.

Unweit von der kleinen Piratin liegt ein Segelboot mit dem Kiel auf dem Sandstrand. Zwei junge Leute mühen sich ab, es ins Wasser zu schieben. Das geht nur mit vereinten Kräften. Das heißt, sie müssen zur gleichen Zeit Schwung holen und fest drücken: Sie machen mit einem Bein einen Schritt nach vorne und stellen sich schwer auf das hintere Bein. Die Handflächen liegen locker am Bug des Bootes; denn gleich muss gedrückt werden. Dabei atmen sie ein und rufen als Kommando »hau-«.

Im nächsten Augenblick drücken sie mit aller Kraft aus den Beinen, Schultern, Armen und Händen das Boot nach vorne und treten gleichzeitig schwer auf das vordere Bein, atmen dabei aus und rufen als Kommando »-ruck«. So geht das sechsmal: bei »hau-« wird entspannt und eingeatmet, bei »-ruck« wird gedrückt und ausgeatmet; »hau – ruck«, »hau – ruck« … Das wiederholen sie sechsmal, bis sie das Boot aus dem Sand losgeschaukelt haben und ins Wasser lassen können.

Die Piratin hat aufmerksam zugesehen. Jetzt läuft sie mit Schatzkiste und Piratenflagge auf das Boot zu. Der junge Mann hebt sie an Bord. Die Piratenflagge wird gehisst. Da entdeckt die Piratin die Wolke am Himmel. Fridolin und das Menschenkind winken ihr fröhlich zu. Der Wind hat seinen Spaß daran, eine kräftige Prise Luft in die Segel zu pusten. Die Wolke und das Piratenboot gleiten in gleicher Richtung dahin, bis der Wind die Wolke über das Meer nach Osten auf Italien zutreibt.

Wie lassen die Piraten ihr Boot zu Wasser?

Ein Bein nach vorne grätschen – Körpergewicht auf das hintere Bein verlagern – Bein-, Rumpf-, Schulter-, Arm- und Handmuskeln entspannen – Handflächen senkrecht nach oben anwinkeln und Arme waagrecht locker nach vorne an die Wand legen – dabei einatmen (»hau-«).

jetzt die Bein-, Rumpf-, Schulter-, Arm- und Handmuskeln mit aller Kraft anspannen und nach vorne drücken – gleichzeitig Körpergewicht auf das vordere Bein verlagern, dabei ausatmen (»-ruck«) – »hau – ruck« … »hau – ruck« …; sechsmal wiederholen. Nun das andere Bein nach vorne grätschen.

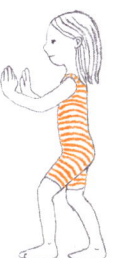
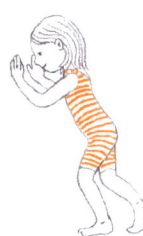

Gedanken-Spiele und Bauch-Atem-Spiele

 Lege dich mit deinem warmen Kirschkernsäckchen auf dem Bauch auf dein Bett. Lasse deine Gedanken wandern: Das Menschenkind und du, ihr beiden sonnt euch am spanischen Meeresstrand. Stellt euch vor, ihr liegt im Sand wie ein großer, runder Stein, von den Sonnenstrahlen aufgewärmt. Ihr speichert lange die Wärme und sinkt schwer in den weichen Sand ein. Eure Mulde ist tief und warm. Ihr fühlt euch so mollig wie dieser Stein.

Ihr steht wieder auf, reckt und streckt euch, seid wohlig warm und unternehmungslustig.

Materialbedarf:
Kirschkernsäckchen
oder Wärmflasche
Zum Vorstellen

 Vom letzten Urlaub am Meer hast du dir einen Stein mitgebracht. Was sage ich da: einen Stein; nein, viele! Suche dir einen davon aus, der dir heute besonders gefällt. Jetzt sitzt oder liegst du ganz bequem mit geschlossenen Augen. In den Händen hältst du deinen Freund, den Stein. Deine Hände streichen über den Stein. Vielleicht entdecken sie noch andere Dinge an ihm als deine Augen. Wie fühlt sich dein Stein an? Ist er glatt oder rau? Wiegt er leicht oder schwer? Ist seine Form eher rund, flach oder kantig? Hat er schon die Wärme deiner Hände angenommen?

Nun hast du viel Neues über deinen Freund erfahren. Er aber weiß von dir nur, dass du sanft über seine Oberfläche streichen kannst und ihn mit deinen Händen aufwärmst. Er möchte mehr über dich erfahren. Lass ihn langsam über deinen Körper wandern und lege ihn auf deiner Stirne ab. Jetzt ist er ganz nahe bei deinen Gedanken. Dein Freund kann alles verstehen, was du denkst. Was war heute besonders schön? Worüber hast du dich geärgert? Deinem Freund, dem Stein, kannst du alles erzählen. Er hört zu. Er wird nichts ausplaudern. Wenn du ihm alles erzählt hast, atme tief in deinen Bauch hinein ein (1 – 2 – 3 – 4) und aus (1 – 2 – 3 – 4), ein und aus, ein und aus ... Nun nimm deinen Stein wieder in die Hand, recke und strecke dich, öffne die Augen und lege ihn zurück zu deinen anderen Stein-Freunden.

Materialbedarf:
Stein(e)
Zum Nachspielen

Während des Strandspaziergangs schlägt plötzlich das Wetter um. Die Sonne verschwindet, graue Wolken fetzen über den Himmel und es kommt ein kräftiger Wind auf. In einer Bucht triffst du einen Fischer. Er steht mit dem Gesicht zur See. Mit einem Bein macht er einen Schritt nach vorne und stellt sich schwer auf das hintere Bein. Seine Arme beugt er an und hält die Handflächen nach oben angewinkelt. Dabei atmet er tief und langsam ein (1 – 2 – 3 – 4). Jetzt spannt er seine Muskeln an, tritt schwer auf das vordere Bein, drückt die Arme vor und stößt seinen Atem laut ächzend aus (1 – 2 – 3 – 4). Was machst du da?, fragst du den Fischer. Ich schiebe die hohen Wellen weg. Beim Fischen muss das Meer ruhig und glatt sein, sonst kann ich nicht mit dem Boot auslaufen.

Er muss sich mächtig anstrengen und holt sechsmal Schwung und drückt sechsmal die Wellenberge weg. Dann legt er eine Pause ein. Jetzt versucht er es noch mal und noch mal: hau – ruck, hau – ruck.

Ob er wohl heute noch Erfolg haben wird und mit seinem Fischerboot auslaufen kann?

Materialbedarf:
keiner
Zum Vorstellen und Mitatmen

Drücke-Spiele und Bootchen-Spiele mit und ohne See

Dein Teddybär hat auch Lust auf ein Hau-Ruck-Spiel. Du spielst »hoher Seegang« mit ihm und knotest ihn mit einem Springseil auf dem Schaukelbrett fest. Dann stellst du dich hinter die Schaukel. Es kann losgehen: Ein Bein tritt vor das andere, du stehst schwer auf dem hinteren, deine Hände zeigen nach oben, deine Arme sind angewinkelt, du atmest tief und langsam ein »hau-« (1 – 2 – 3 – 4). Jetzt trittst du schwer auf das vordere Bein, drückst mit den Armen gegen das Schaukelbrett, schubst den Teddy an und atmest genauso langsam aus »-ruck« (1 – 2 – 3 – 4). Bei jedem »Hau-ruck« schwingt die Schaukel etwas höher. Dein Teddybär jauchzt vor Freude.

Materialbedarf:
Teddybär oder anderes Kuscheltier, Schaukel, Kordel/Seil
Zum Nachspielen

Fridolin und das Menschenkind beobachten die Kinder im Schwimmbad. Sie toben und planschen, tauchen, kraulen oder schwimmen auf der Brustseite (»Brustschwimmen« heißt das). Die einen erscheinen den beiden Beobachtern schon sehr sicher im Wasser zu sein, die anderen können sich gerade mal ein paar Schwimmzüge lang über Wasser halten. Fridolin will wissen, woran das liegt.

Der Bademeister erklärt ihnen, dass einmal die Schwimmbewegungen langsam und exakt ausgeführt werden müssen und dass zum anderen dabei das Atmen nicht vergessen werden darf. Er zeigt ihnen ein Brustschwimmer-Kind, bei dem das schon sehr gut klappt. Und die beiden zählen mit, wie lange es die Arme und Hände wie Schaufeln zur Seite bewegt, einatmet und dabei das Wasser auseinander drückt (1 – 2 – 3). Dann führt es die Arme vor der Brust zusammen, atmet aus und schiebt sie wie ein Pflug durch das Wasser kräftig nach vorne (1 – 2 – 3).

Wasser auseinander drücken und einatmen – Arme nach vorne schieben und ausatmen – Wasser auseinander drücken und einatmen – Arme nach vorne schieben und ausatmen …

Ich will das auch probieren, freut sich Fridolin. Das Wasser ist doch mein Element. Ja, ja, du bist Wasser – nichts als Wasser, lacht das Menschenkind und beide springen ins Schwimmbecken.

Materialbedarf:
Schwimmbecken
Zum Vorstellen und Nachspielen

 Im Sommer lässt es sich am Bach herrlich spielen. Vorsicht, gehe nicht alleine dorthin!

Fridolin und das Menschenkind beobachten, wie Kinder mit ihren Eltern am Bach Rindenstücke in die Strömung halten, Papierboote falten und beides den Bach abwärts treiben lassen. Lasse dir zeigen, wie aus Zeitungspapier durch geschicktes Falten erst ein Hut und dann ein Schiffchen entsteht.

Mit Rindenstücken und Papierbootchen kannst du auch im Planschbecken spielen. Papierboote sind ebenso für die Badewanne geeignet.

Materialbedarf:
Wasser, Rindenstücke oder Zeitungspapier
Zum Nachspielen

Stein- und Muschel-Spiele

Machst du mit deinen Eltern einen Spaziergang am Bach, sammelst du die schönsten Steine ein. Zu Hause reinigst du sie mit klarem Wasser. Dann trocknest du sie mit einem weichen Tuch ab, reibst sie dünn mit Schuhkrem aus Bienenwachs ein und polierst sie aus. Der Glanz gibt ihnen wieder das schillernde Aussehen wie unter Wasser. Wickele jeden Stein sorgfältig in ein ausgesuchtes Stück Tuch aus Seide, Samt, Spitze, Gardine, Leinen oder auch Jeansstoff. Lege dir in einer Pralinenschachtel eine bunte Steinesammlung an. Beklebe den Deckel deiner »Schatzkiste« mit Schmucksteinen.

Materialbedarf:
Kieselsteine, weiches Tuch, Schuhkrem (Bienenwachs), Stofflappen aus Kunstseide, Samt, Leinen u. a., Schachtel
Zum Nachspielen

Aus größeren Steinen lassen sich »Steinmäuse« mit Kordel-Schwänzen und Tüten-Ohren herstellen. Für jedes Ohr schneidest du einen kleinen Pappe-Kreis aus, schneidest ihn bis zur Mitte ein, drehst ihn zur Mini-Tüte übereinander und klebst ihn zusammen. Aus mehreren aufeinander geschichteten Steinen (Beine-, Bauch-, Brust-, Kopf-Stein) kannst du »Steinmännchen« basteln. Mit Deckfarben bemalen.

Materialbedarf:
Steine, Kordel, dünne Pappe, Deckfarben, Pinsel, Klebstoff
Zum Nachspielen

Du kennst Mandalas zum Ausmalen. In einem solchen Kreisbild sind immer wieder die gleichen Formen rundum angeordnet. Aus Strandgut wie Muscheln, Steinen, getrockneten Seesternen, Holzstückchen, Strandgras und Schneckenhäusern entsteht ein »Naturmandala«. Lasse dir ein Stück buntes Tonpapier kreisförmig ausschneiden. Falte es zum Halbkreis übereinander und diesen wiederum zum Viertelkreis. Klappe den Papierkreis auf. Du hast vier gleich große Stücke wie bei einer Pizza. Jetzt verteilst du dein Strandgut gleichmäßig auf alle vier Teile, arrangierst es hübsch. Wenn alle Materialien so liegen, wie es dir gefällt, klebst du die Teile auf.

Materialbedarf:
Strandgut oder Wiesen-/Waldmaterialien, buntes Tonpapier (ca. DIN A 3), Schere, Klebstoff
Zum Nachspielen

Von dem Rennfahrer, der einen Schuhplattler tanzt

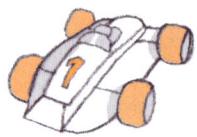

Als der Wind die beiden Reisenden über das Meer treibt, schauen sie hinab aus ihrem Wolkenfenster und entdecken unter sich eine große Halbinsel im Mittelmeer. Sie sieht von oben aus wie ein riesiger Stiefel. Es ist Italien.

In Italien findet im Juli ein Autorennen statt, das sich der Wind nicht entgehen lassen will. Also müssen seine beiden Gäste auf der Wolke mitkommen. Fridolin fragt das Menschenkind: Was ist das, ein Autorennen? Spielen da die Autos Fangen und rennen sich nach? Aber nein, du Dummerchen, erklärt das Menschenkind, beim Autorennen fahren die Rennfahrer mit ihren Rennwagen immer im Kreis herum. Runde für Runde. Wer zuerst am Ziel ist, hat gewonnen.

Gerade bereiten sich die Rennfahrer auf ihr Rennen vor. Aber einer von ihnen hat weder seinen Rennanzug angezogen noch seinen Helm aufgesetzt. Was treibt er da?

Er sitzt auf einem Stuhl, hebt sein rechtes Knie an und drückt es mit seiner linken Hand wieder nach unten. Jetzt hebt er sein linkes Knie an und drückt es mit der rechten Hand nach unten. Er wiederholt die Bewegung sechsmal.

Dann steht er auf und das Ganze geschieht im Stehen. Er läuft auf der Stelle. Immer wenn er sein rechtes Knie hochzieht, berührt er es mit der linken Hand. Und zieht er sein linkes Knie hoch, berührt er es mit der rechten Hand. Das Ganze wird sechsmal wiederholt.

Jetzt hopst er von einem Bein auf das andere und winkelt seine Beine hinter sich bis zum Po hin an. Mit der linken Hand greift er dabei nach seinem rechten Fuß und mit der rechten Hand nach seinem linken Fuß. In Bayern nennt man das »schuhplatteln«.

Puh, ziemlich anstrengend, diese Aufwärm-Übungen. Aber nun ist er fertig und alle Rennfahrer steigen in ihre Fahrzeuge. Endlich geht das Rennen los. Die Fans jubeln.

Unser Rennfahrer von vorhin überrundet die langsameren Fahrer: den Ersten, den Zweiten, den Dritten. Jetzt liegt er an der Spitze. Die Zielrunde ist erreicht und die Flagge wird geschwenkt. Unser Rennfahrer, er rast als Sieger ins Ziel: gewonnen – geschafft – Sieg, Sieg!

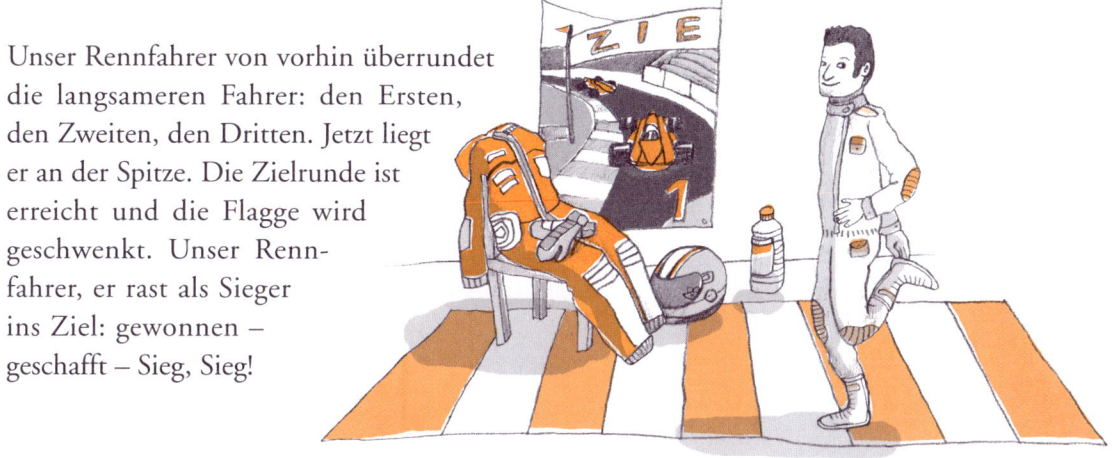

Da kommt der Wind mit der Wolke angesaust und drängt die beiden Mitreisenden einzusteigen. Er hat es mächtig eilig mit der Weiterreise über die Alpen in Richtung Schweiz. Puh, japst das Tröpfchen, das war aufregend. Aber Spaß hat es gemacht. Es will dem Wind vorführen, wie das Schuhplatteln geht. Doch der schimpft: Aufhören, aufhören! Die Wolke kippt gleich um! Setze dich wieder hin, du Rabauke, sonst ist deine Reise schon hier zu Ende! Erschöpft plumpst das Wassertröpfchen in das weiche Wolkenpolster und verschläft den Aufstieg in die Alpen.

 ### Wie wärmt sich der Rennfahrer auf?

Auf einem Stuhl
Rechtes Knie anheben – mit der linken Hand herunterdrücken – linkes Knie anheben – mit der rechten Hand herunterdrücken; sechsmal wiederholen.

Laufen auf der Stelle
Rechtes Knie hochziehen – mit der linken Hand berühren – linkes Knie hochziehen – mit der rechten Hand berühren; sechsmal wiederholen.

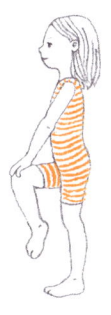
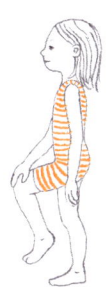

Schuhplattler-Übung
Beine abwechselnd zum Po hin anwinkeln – die linke Hand berührt hinter dem Körper den rechten Fuß – die rechte Hand berührt hinter dem Körper den linken Fuß. So lange schuhplatteln, bis es wie von selbst geht.

Arm- und Beinmuskel-Spiele

 Fridolin will mit dem Menschenkind – wie der Rennfahrer – Arm- und Beinmuskeln lockern. Natürlich spielt Fridolin den Masseur und das Kind ist der Rennfahrer. Der liegt auf der Seite, Masseur Fridolin kniet neben ihm und spielt »Arme melken«. Er streicht den Arm des Kindes von der Schulter bis zum Handgelenk abwärts aus. Seine Hände bilden dabei einen festen Ring. Der Rennfahrer meint, sein Arm wird »gemolken«. Der Masseur wiederholt das Spiel mehrmals.

Jetzt muss sich der Rennfahrer auf die andere Körperseite drehen. Die Muskulatur des anderen Armes soll gelockert werden.

Materialbedarf:
keiner
Zum Vorstellen und Nachspielen zu zweit

 Um Muskelanspannen geht es bei der »Treppen-Hopse«. Dieses Spiel haben die beiden Weltenbummler aus ihrer Wolke heraus gesehen, als es zwei Kinder vor dem Haus gespielt haben.

Bei der Treppen-Hopse hüpfen die Spieler so, dass der eine Fuß auf die unterste Treppenstufe gestellt wird und der andere gleichzeitig auf den Weg tritt; dann umgekehrt: links oben und rechts unten, rechts oben und links unten – ohne abzusetzen.

Wer außer Puste gerät, muss aufhören, sich auf eine Treppenstufe setzen und mit dem Bauch-Atem-Spiel entspannen:

Er stellt seine Unterschenkel im rechten Winkel zu seinen Oberschenkeln auf. Jetzt stützt er seine Unterarme auf seine Oberschenkel, lässt den Kopf locker hängen und atmet tief in den Bauch hinein. Beim Einatmen (1 – 2 – 3 – 4) tritt sein Bauch heraus und beim Ausatmen (1 – 2 – 3 – 4) sinkt er wieder zurück.

Das Bauch-Atem-Spiel wird so lange wiederholt, bis das Herz langsam und ruhig schlägt. Dann darf weitergehopst werden.

Materialbedarf:
Treppe
Zum Vorstellen und Nachspielen zu zweit oder in der Gruppe

Verbeugungs-Spiele, die Kraft geben:

Du kennst Wettspiele, bei denen die Spieler in zwei Mannschaften eingeteilt werden. Sie treten gegeneinander an. Da muss eine Mannschaft gut zusammenhalten bis zum Spielende. Vor dem Spiel machen sich die Spieler einer Mannschaft gegenseitig Mut und geben sich Kraft. Sie fassen sich an den Händen und bilden einen »Power-Kreis«. Sie recken ihre Hände hoch über die Köpfe nach oben, atmen alle gleichzeitig ein (1 – 2 – 3 – 4), halten eine Atempause (1 – 2) und schwingen die Hände beim Ausatmen wieder nach unten (1 – 2 – 3 – 4). Dabei beugen sie sich nach vorne herunter. Der »Power-Kreis« wird wiederholt, bis alle Spieler genug »Kraft« getankt haben.

Materialbedarf:
keiner
**Zum Nachspielen
in der Gruppe**

Nach dem Spiel verbeugen sich beide Mannschaften voreinander. Dabei bilden sie »Power-Ketten«. Die Spieler jeder Mannschaft stehen mit angefassten Händen nebeneinander. Sie schwingen ihre Arme hoch über die Köpfe und atmen ein (1 – 2 – 3 – 4), halten eine Atempause (1 – 2). Dann verbeugen sie sich vor der anderen Mannschaft und schwingen zugleich ihre Arme nach unten, atmen aus (1 – 2 – 3 – 4). Dabei stoßen sie ein kräftiges »Haaa« aus. Jetzt haben sie die Kraft, fair zu sein als Sieger- wie als Verlierermannschaft. Wenn das mit dem Fairsein bloß immer so einfach wäre, seufzt das Menschenkind.

Materialbedarf:
keiner
**Zum Nachspielen
in der Gruppe**

Hampelmann-Verse

Du spielst einen Hampelmann. Sind Spielkameraden da, seid ihr alle Hampelmänner. Jeder kann mitspielen und mitsprechen:

>»Hampelmann, Hampelmann,
>Hampelmann, geh du voran.«

[Jedes Mal, wenn das Wort »Hampelmann« gesprochen wird, machen die Hampelmänner eine Hampelmann-Figur: Arme rauf – Arme runter – Arme rauf/gleichzeitig Beine auseinander – Beine zusammen – Beine auseinander; dann fünf Schritte vorgehen]

>>Hampelmann, Hampelmann,
zieh dir deinen Kittel an.«
[In den vorgestellten Kittel schlüpfen, erst mit dem einen Arm, dann mit dem anderen Arm und dann zuknöpfen]

>>Hampelmann, Hampelmann,
schaut nun, wie er hampeln kann.«
[Jeder hampelt so lange, bis er außer Puste ist;
dann legt er sich auf dem Boden lang ausgestreckt hin]

Sinken alle Hampelmänner erschöpft auf den Boden, entspannen sie sich mit einem Bauch-Atem-Spiel: Legt euch mit angezogenen und aufgestellten Beinen auf den Rücken. Eine Hand gehört auf den Bauch. Sie spürt dem Heben und Senken eures Bauches nach, wenn ihr tief einatmet (1 – 2 – 3 – 4) und wieder ausatmet (1 – 2 – 3 – 4). Konzentriert euch ganz darauf, wie beim Einatmen euer Bauch nach oben steigt und beim Ausatmen wieder herabsinkt. Das muss so lange wiederholt werden, bis ihr euer Herz wieder langsam und gleichmäßig schlagen hört.

Materialbedarf:
keiner
Zum Nachspielen alleine oder in der Gruppe

Spiele mit der liegenden Acht

Erinnerst du dich an die Geschichte von unserem Rennfahrer? Die Ziel-runde ist erreicht ... und die schwarz-weiß karierte Flagge wird geschwenkt als Zeichen, dass sich an dieser Stelle die Ziellinie befindet. Das Rennen ist zu Ende. Fridolin und das Menschenkind schauen interessiert dem Flaggen-schwenker zu. Er hat den Flaggenstiel mit beiden Händen gefasst und malt liegende Achten vor sich in die Luft. Toll, wie der karierte Stoff durch die Luft peitscht. Fridolin will auch einmal die Zielflagge schwenken. Der Flaggenschwenker erklärt: Du musst in der Mitte anfangen und dann die Flagge nach rechts oben ziehen, gleichmäßig und schnell. Du musst so lange schwenken, bis alle Rennfahrer über die Ziellinie gefahren sind. Und aufgepasst: Sind deine Achten wirklich noch als Achten zu erkennen oder haben sie sich in ein zackiges Gekrackel verwandelt? Übe erst einmal, bis das Ganze wie von selbst geht.

Materialbedarf:
Pappfähnchen am Holzstil
Zum Vorstellen und Nachspielen

 In Geschichte 3 hast du große liegende Achten auf Tapetenrückseiten gezeichnet und sie mit deinen Matchbox-Autos abgefahren. Jetzt kannst du mit deinen Spielkameraden »Flieger fliegen Achten« spielen. Ihr malt im Hof eine Riesenacht aus Kreide auf und lauft sie als »Flugzeuge« nach. Ihr breitet dabei eure Arme aus wie Tragflächen und legt euch in die Kurven. Ihr dürft natürlich auch wie Flugzeugmotoren brummen.

Materialbedarf:
Kreide
Zum Nachspielen alleine oder in der Gruppe

 Jetzt – da du die Achter-Strecke genau kennst – fährst du sie mit deinem Roller ab. Sie muss dazu lang und breit genug aufgemalt sein, weil man mit einem Kinderroller keine engen Kurven fahren kann. Fahre mal auf dem rechten und mal auf dem linken Bein. Bald wirst du merken, auf welchem Bein du in einer Rechtskurve am günstigsten stehst und welches Bein den Schwung holen soll. In einer Linkskurve ist es umgekehrt. Den Beinwechsel während der Fahrt musst du erst auf gerader Strecke und in einem großen Kreis üben, ehe du ihn vor einer Kurve probieren kannst. Merke für alle Kurven:

»Das Innenbein muss unten sein. Ich leg mich in die Kurve rein.«

Sprich mit deinen Eltern darüber, warum du dann nicht so leicht wegrutschst.

Materialbedarf:
Kinderroller, Scooter
Zum Vorstellen und Nachspielen alleine und in der Gruppe

Bist du schon alt genug, um mit einem Scooter sicher rollern zu können, dann probiere auch damit die Achter-Strecke. Für einen Bein-Wechsel während der Fahrt ist bei diesem Gerät allerdings kein Platz auf dem Trittbrett. Du musst in den Kurven also besonders gut aufpassen.

Von den Affen, die Tarzan spielen wollen

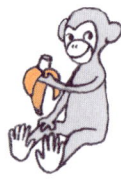

Hoch hinauf geht die Fahrt. Das Menschenkind bibbert vor Kälte, denn in den oberen Luftschichten ist von der heißen Augustluft nichts mehr zu spüren. Sie erreichen die Schweiz. In Basel wollen sie in den Zoo gehen. Die Wolke schwebt tiefer, und schon laufen die beiden geschwind in Richtung Streichel-Zoo.

Ui, hier gibt es sogar Affen! Ein besonders zutrauliches Äffchen kommt auf sie zu und zieht sie in den Zoo-Urwald hinein. Hier wachsen riesige Bäume. Kletterpflanzen hängen wie Seile von den Ästen. Aus allen Richtungen kommen Affen angerannt, sie wollen Fridolin und dem Kind ihre Kletterbäume zeigen. Wie kommen wir da hinauf?, fragt das Kind. Als Antwort gibt der Affe eine Vorstellung: Er zieht sich Stück für Stück an der Liane hoch, abwechselnd mit seiner einen und anderen Hand. Er packt fest zu, die Muskeln in Händen, Armen, Schultern und sogar seine Bauchmuskeln sind angespannt. Dabei atmet er gleichmäßig. Sein Gewicht muss abwechselnd von der rechten und linken Hand hochgezogen werden. Oben angekommen winkt er den beiden zu. Sie sollen auch hochklettern.

Unter Prusten und Stöhnen oben auf dem Ast angekommen, werden die Besucher zur Affen-Kinderstube im Baumhaus geführt. Hier herrscht munteres Treiben; denn es ist Turnstunde. Der Affenlehrer erklärt: Die Affenkinder trainieren ihre Armmuskeln, damit sie sich später an den Lianen emporhangeln können. Zuerst jedoch müssen sie eine Vorübung im Sitzen beherrschen: Sie sitzen mit ausgestreckten Beinen auf dem Boden ihres Baumhauses und stellen sich eine Kletterpflanze vor, an der sie sich abwechselnd mit der rechten und linken Hand hochziehen müssen. Ihre Muskeln in den Händen, den Ober- und Unterarmen spannen sich an, abwechselnd auf der einen und anderen Körperseite – und lassen wieder los. Das Ganze wird sechsmal wiederholt. Und morgen können sie dann an den richtigen Kletterpflanzen üben.

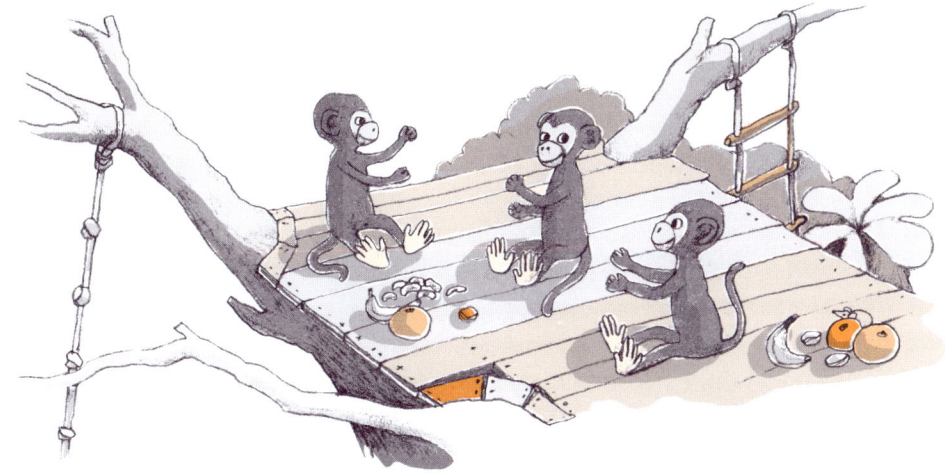

Das Wassertröpfchen übt fleißig mit. Oh, das wird schön warm in den Händen, Armen und Schultern. Ein tolles Gefühl, stellt es fest. Hups! Ich muss aufhören, sonst werde ich zu feucht und werde zur Wasserpfütze.

Die Besucher wünschen den Affenkindern viel Spaß und schwingen sich an einer Liane herunter auf den Urwaldboden. Sie verabschieden sich von der gastfreundlichen Affenhorde und steigen zurück in ihre Wolke.

Wie trainieren die Affen das Tarzanspiel?

Vorübung im Sitzen

Mit ausgestreckten Beinen auf dem Boden sitzen – eine Kletterpflanze vorstellen, an der man sich abwechselnd mit der rechten und linken Hand hochziehen muss – Arme waagrecht nach vorne ausstrecken – Muskeln in Händen, Ober- und Unterarmen anspannen, abwechselnd auf der einen und anderen Körperseite – und wieder loslassen; sechsmal wiederholen.

Im Stehen

Oberkörper nach vorne beugen – Hände und Arme in Kniehöhe halten – angespannt im Wechsel von rechts und links hochziehen – bis Oberkörper und Arme ganz gestreckt sind. Die Füße abwechselnd vom Boden abheben – Oberkörper und Arme strecken; dabei langsam und gleichmäßig dreimal einatmen (1 – 2 – 3 – 4) und ausatmen (1 – 2 – 3 – 4). Füße wieder flach aufstellen – Arme hängen lassen – entspannen – dabei langsam und gleichmäßig dreimal einatmen und ausatmen.

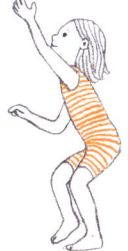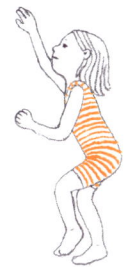

Gedanken-Spiele

Im Urwald ist es schwül und drückend. Am Nachmittag kommt es zu einem Tropengewitter. Fridolin und das Kind packen ihre Schirmchen aus. Im gedämpften Licht der üppigen Blätter und Schlingpflanzen über ihnen kauern sie sich auf den Urwaldboden und ziehen ihre aufgespannten Regenschirme ganz eng über sich, wie zwei bunte Pilze.

Auch du und deine Spielkameraden nehmt euch große, bunte Schirme und kauert euch im Schneidersitz darunter. Stellt euch vor, wie die Regentropfen des Tropengewitters auf eure Schirme niederprasseln: rasch hintereinander hört ihr pitsch, pitsch, pitsch. Nach einer Weile lässt der Regen nach und die Abstände zwischen den Tropfen werden länger: Zögerlich hintereinander macht es patsch, patsch, patsch. Schließlich lugt schon wieder die Sonne hervor und verdampft die Feuchtigkeit. Aber im Urwald regnet es ja zweimal; erst vom Himmel und dann tropft es vom Blätterdach: plop, plop, plop.

Materialbedarf:
Regenschirm
Zum Vorstellen

Ihr sitzt noch eine ganze Weile unter euren Schirmen und begebt euch auf eine Farben-Reise. Jedes Kind hat einen Schirm in anderen Farben. Zu jeder Schirmfarbe könnt ihr euch eine Fantasiegeschichte ausdenken. Schaut durch eure Lieblingsfarbe im Schirm hindurch auf den Schein der Deckenbeleuchtung des Zimmers und geht in euer Licht:

Rot: Du denkst an Erdbeeren/wirst klein wie eine Schnecke/nagst dich hinein/schmeckt süß/fühlt sich weich und sonnenwarm an/saftig/trinkst Rot/nagst dich wieder heraus/wirst wieder groß ...

Gelb: Du denkst an Sonnenstrahlen/dringst als Sonnenstrahl ein in ein dunkles Haus/wanderst durch die Räume/was du berührst, wird hell/Tisch, Bücherregal, ein Kuscheltier, dein Kuscheltier?/nimmst es mit/verlässt das sonnendurchflutete Haus/wirst wieder groß ...

Grün: Du denkst an Grasbüschel oder Seerosenblätter/wirst klein wie ein Frosch/schwimmst zu den Seerosen/tauchst mit geöffneten Augen/kletterst auf ein Seerosenblatt/schaukelst in dem Grün/deine Augen trinken Grün/springst ins Wasser zurück/wirst wieder groß ...

Blau: Du denkst an sauberes, klares Wasser/willst im See baden/springst hinein/spürst, wie sich deine Gestalt verändert/bekommst Schwimmflossen/es wachsen dir Schuppen/gleitest flink durchs Wasser/musst dich in der Strömung kaum bewegen/tummelst dich im blauen Wasser/wirst wieder groß …

Alle Farb-Reisenden öffnen nach eine Weile wieder ihre Augen, ballen ihre Hände zu Fäusten, öffnen sie wieder, recken und strecken sich, lassen so Bewegung in die Arme und Beine kommen und sind wieder ganz da.

Materialbedarf:
Regenschirm
Zum Vorstellen

 Möchtest du deine ganz persönliche Fantasiereise unternehmen ohne Geschichte, die deine Vorstellung leitet, dann suche ein Bild, das dir gefällt. Es kann aus einem deiner Kinderbücher sein. Betrachte es genau und gehe in deiner sicheren Kuschelecke oder unter deinem aufgespannten Regenschirm alleine auf die Reise. Denke dir zu dem Bild eine Geschichte aus. Danach kannst du entspannt und ruhig wieder aufstehen. Nichts kann dich aus der Ruhe bringen.

Materialbedarf:
Regenschirm,
Kinderbuch
**Zum Vorstellen
und Nachspielen**

Bauchatem- und Puste-Spiele

 Fridolin und das Menschenkind schließen auch ihre Schirmchen nach ihrer Farben-Reise. Aber sie recken und strecken sich nicht wir die anderen. Sie zeigen als Muntermacher ein Bauch-Atem-Spiel im Schneidersitz. Dabei halten sie ihre Hände wie beim Beten vor der Brust aneinander gelegt. Beim Einatmen (1 – 2 – 3 – 4) öffnen sie die Hände und breiten die Arme zur Seite hin weit aus. Dabei sitzen sie kerzengerade. Der Bauch tritt hervor und die Brust dehnt sich aus. Seht her, ich bin eine Muschel, die sich öffnet, sagt Fridolin. Und ich bin eine Blume, die ihren Blütenkelch öffnet, sagt das Menschenkind. Beim Ausatmen (1 – 2 – 3 – 4) schließen sie die Arme, die Hände führen sie wieder vor dem Körper zusammen. Dabei sacken sie im Oberkörper etwas zusammen. Die Brust sinkt ein, der Bauch wird flach. Seht her, ich bin jetzt eine Muschel, die sich schließt, sagt Fridolin. Und ich bin eine Blume, die ihren Blütenkelch schließt, sagt das Menschenkind. Nach einer Atempause (1 – 2) wird erneut eingeatmet (1 – 2 – 3 – 4) und ausgeatmet (1 – 2 – 3 – 4).

Materialbedarf: keiner
Zum Vorstellen und Nachspielen

Ein Affenmännchen sitzt oben in einem Urwaldbaum und schaut den beiden zu. Was wollen die Fremden mit ihren bunten Regenschirmen in meinem Urwald, empört er sich und will sie ein wenig einschüchtern. Er hangelt sich mit Getöse von seinem Baum herunter, dass die Äste krachen. Protzig baut er sich vor den beiden auf, schnauft die Luft tief durch die Nase ein (1 – 2 – 3 – 4). Ausatmend hämmert er sich auf die Brust und brüllt »uaaaaah« (1 – 2 – 3 – 4). Fridolin und das Kind zittern am ganzen Leib vor Angst, schnappen sich ihre Schirme und rennen zurück zur Wolke.

Du aber probierst die Affenatmung aus und erzählst nachher, wie du dich fühlst: eingeschüchtert wie Fridolin oder stark wie der Affe?

Materialbedarf: keiner
Zum Vorstellen und Nachspielen

Die Affen im Streichel-Zoo von Basel bereiten ein Affen-Kinderfest vor. Dabei sollen verschiedene Wettspiele ausgetragen werden. Neben Kletterkünsten und Lianenschwingen gibt es auch Kerne-Spucken. Gerade beginnt der erste Probelauf. Regentröpfchen und das Kind sind dabei. Jeder Mitspieler bekommt eine Handvoll Wildkirschen und muss die Kerne in einen Zielkreis pusten. Wer mit den meisten seiner Kerne getroffen hat, bekommt einen Preis. Affen sind äußerst geschickte Ziel-Spucker. Du auch?

Materialbedarf: Kirschen
Zum Nachspielen alleine oder in der Gruppe

Bewegungs- und Muskel-Spiele

Auf dem Affen-Kinderfest wird natürlich auch als Wettspiel ein »Affenrennen« veranstaltet. Die Affen stellen sich in einer Reihe an der Startlinie auf und umfassen ihre Knöchel mit den Händen. Auf das Startzeichen hin laufen alle in dieser »Affenhaltung« zur Ziellinie. Dort angekommen müssen sich die Mitspieler zuallererst aufrichten, recken und strecken. Dabei lockern sie wieder ihre verspannten Muskeln. Denn selbst für Affen ist eine solche Körperhaltung äußerst ungewohnt und wenig bequem – aber lustig und vor allem lustig anzusehen.

Materialbedarf:
keiner
Zum Vorstellen und Nachspielen in der Gruppe

Gleich daneben spielen sie »Kokosnuss-Wett-Ernten«. Die Spieler von zwei Mannschaften stehen eng hintereinander in je einer Reihe. Für jede Gruppe gibt es vorne einen Haufen bereits geernteter Kokosnüsse und hinter der Mannschaft einen Korb. Beim Startsignal nimmt sich jeweils der Erste eine Nuss, gibt sie über Kopf seinem Hintermann weiter …

Der Letzte wirft sie dann in den Korb, rennt nach vorne, wird Erster und nimmt die nächste Nuss. Gewonnen hat, welche der Mannschaften alle Nüsse zuerst im Korb hat.

Materialbedarf:
z.B. Bälle, Kuscheltiere, Plastikkeulen
Zum Vorstellen und Nachspielen in der Gruppe

Am Abend des Affen-Kinderfestes erzählen Fridolin und das Menschenkind, wie sie ein Tropengewitter erlebt haben: Das ist ganz plötzlich gekommen, erinnert sich das Menschenkind. Blitze haben gezuckt, Donner hat gegrollt und schon ist der Regen in Strömen heruntergeprasselt. Ich habe den Kopf eingezogen und bin zurückgerannt zu unserem Zelt; denn ich war sofort klatschnass. Ja, und erst im Zelt bist du wieder locker geworden und hast deine nassen Haare geschüttelt und abgetrocknet, ergänzt das Tröpfchen.

Die Affen wollen wissen, wie man »den Kopf einzieht«. Lasst uns das Kopf-Einziehen alle zusammen spielen, schlägt das Menschenkind vor und gibt Anweisung: Alle Mitspieler bitte die Schultern ganz kräftig nach oben ziehen in Richtung Ohren, die Ohren berühren, eine Weile halten (1 – 2 – 3 – 4), dann die Schultern wieder fallen lassen, die Arme nach unten drücken, den Hals etwas nach oben wachsen lassen (1 – 2 – 3 – 4). Das Spiel macht den Affen solchen Spaß, dass sie es so oft wiederholen, bis sie tatsächlich mit ihren Schultern die Ohren berühren. – Versuche auch du deinen Hals wegzuzaubern, indem du deinen Kopf einziehst, und lasse dann wieder locker. Dein Hals wird wieder lang.

Materialbedarf:
keiner
Zum Vorstellen

Von dem Bäcker,
der schiefe Brezeln backt

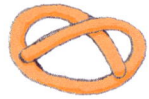

Der Sommer in Europa geht seinem Ende entgegen. Es ist September und es wird langsam herbstlich. Nachts kann es schon empfindlich kühl sein auf der Wolke.

Fridolin und das Menschenkind reisen von der Schweiz aus in nordöstliche Richtung. Als sie über Tschechien dahingleiten, ist es noch sehr, sehr früh am Morgen, eigentlich noch Nacht und sie können kaum etwas erkennen.

Trotzdem sehen die beiden über einer Stadt, wie aus einem Schornstein besonders viel Rauch aufsteigt. Was mag da wohl los sein? Sie schauen zu den hell erleuchteten Fenstern hinein in einen Raum mit großen Backblechen, Teigmaschinen und Backöfen. Das ist eine Bäckerei. Hier werden in aller Frühe Brötchen und Brote gebacken, damit zur Frühstückszeit frisches Backwerk verkauft werden kann. Aber nur von Maschinen gesteuert läuft der Betrieb hier nicht ab. Für die Bäcker bleibt noch viel Handarbeit.

Fridolin und das Menschenkind schauen einem Bäcker zu, wie er mit flinken Fingern Brezeln formt. Immer wenn seine Finger vor Anstrengung verkrampft und ungelenkig werden, entstehen Brezeln mit zwei ungleich großen Schlaufen. Die will doch niemand kaufen!

Was macht der Bäcker da? Erst einmal setzt er sich auf einen Stuhl. Dann bewegt er die Finger seiner rechten Hand so, als wolle er Klavier spielen. Jetzt drückt er seine Finger fest zusammen und bildet dabei eine Faust. Er spannt die Hand an und zählt bis fünf (1 – 2 – 3 – 4 – 5). Nun öffnet er die Faust wieder und lässt die Hand auf seinem rechten Oberschenkel ruhen (1 – 2 – 3 – 4 – 5).

Jetzt kommt seine linke Hand dran mit dem Klavierspiel, mit dem Schließen zur Faust, mit dem Zusammendrücken der Finger (1 – 2 – 3 – 4 – 5) und mit dem Lockern und Ablegen der Hand auf seinem linken Oberschenkel (1 – 2 – 3 – 4 – 5). Das Ganze wiederholt er rechts und links dreimal.

Dann drückt er seine Finger doppelt so lange zur Faust zusammen (1 – 2 – 3 – 4 – 5 – 6 – 7 – 8 – 9 – 10) und lockert sie wieder (1 – 2 – 3 – 4 – 5 – 6 – 7 – 8 – 9 – 10). Auch diese lange Übung wiederholt er rechts und links dreimal. Ist er fertig und kann weiterarbeiten? Nein, offensichtlich sind seine Finger noch nicht locker genug.

Es legt seine Hände mit den Handballen auf seine Knie, streckt seine Fingerspitzen hoch hinaus (1 – 2 – 3 – 4 – 5) und lässt sie wieder zurücksinken (1 – 2 – 3 – 4 – 5). Er wiederholt die Übung dreimal.

Nun fühlt er sich wieder fit und formt das nächste Blech mit Brezeln. Ganz gleich groß sind die beiden Brezelschlaufen.

Die kleinen Beobachter haben plötzlich auch das Gefühl, dass ihre Fingerchen steif sind, steif vor Kälte. Ob da wohl die Übungen des Brezel-Bäckers auch helfen? Sie tun es. Und die beiden bekommen wieder warme Händchen mit flinken Fingern.

 Wie arbeitet der Brezelbäcker?

Klavierspiel-Übung
Rechte Hand: Auf einen Stuhl setzen – Finger spielen Klavier – eine Faust machen – Finger fest zusammendrücken (1 – 2 – 3 – 4 – 5) – locker lassen (1 – 2 – 3 – 4 – 5); dreimal wiederholen.

Lange Klavierspiel-Übung: wie oben beginnen. Finger fest zusammendrücken (1 – 2 – 3 – 4 – 5 – 6 – 7 – 8 – 9 – 10) – locker lassen; dreimal wiederholen.
Dann dasselbe mit der linken Hand.

Finger-Streckübung
Rechte Hand: Auf einen Stuhl setzen – Handballen auf das Knie legen – Fingerspitzen hochstrecken (1 – 2 – 3 – 4 – 5) – locker zurücksinken lassen (1 – 2 – 3 – 4 – 5); dreimal wiederholen.
Linke Hand … Beide Hände gleichzeitig …

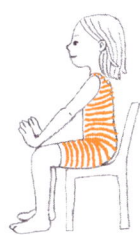 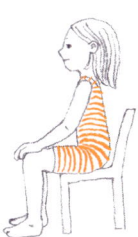

Rühr-Spiele

 Du entdeckst in der Backstube einen Bäcker, der gerade einen Kuchenteig anrührt. Er faltet beide Hände um den Rührlöffel und rührt damit kräftig in der Schüssel herum, abwechselnd im Kreis linksherum und rechtsherum. Bis die Backzutaten zu einem glatten Teig verarbeitet sind, muss er zehnmal in die eine Richtung und zehnmal entgegengesetzt rühren. Puh, seine Arme sind dabei lahm geworden.

Er macht eine Rührpause und lässt die Arme seitlich vom Körper herunterhängen. Seine Handgelenke dehnt er und streckt die Hände dabei waagrecht nach außen, dann lässt er sie wieder locker hängen: Hände waagrecht wegstrecken und die Anspannung halten (1 – 2 – 3 – 4) – Hände locker hängen lassen (1 – 2 – 3 – 4); so lange wiederholen, bis Arme und Hände wieder Kraft zum Rühren haben.

Jetzt gibt er noch Mandeln und Rosinen dazu. Mit seinem Rührlöffel malt er nun ein neues Muster in den Teig: liegende Achten. Und siehe da, auch die Mandeln und Rosinen sind rasch im Teig verschwunden. Das kostet viel Kraft. Der Bäcker kommt mächtig ins Schwitzen.

Materialbedarf:
keiner
**Zum Vorstellen
und Nachspielen**

 Willst du auch einmal Kuchenbäcker spielen? Das geht so:

Erstes Rührmuster: Setze dich mit ausgestreckten Beinen auf den Fußboden. Falte deine Hände um den Löffelstiel – strecke deine Arme nach vorne – beschreibe mit den Armen einen liegenden Kreis; zehnmal im Uhrzeigersinn und zehnmal entgegengesetzt – entspanne Hände und Arme wie oben beschrieben.

Zweites Rührmuster: Beschreibe mit den vorgestreckten Armen liegende Achten; beginne fünfmal von der Mitte nach oben rechts und fünfmal von der Mitte nach oben links – entspanne Hände und Arme wie oben beschrieben.

Materialbedarf:
Rührlöffel
Zum Nachspielen

Fridolin erinnert sich an ein anderes Erholungsspiel für die Arme. Er führt es vor und streckt seinen rechten Arm waagrecht aus in Verlängerung der Schulter. Die Schulter darf dabei nicht hochgezogen werden, sondern wird nach unten gedrückt. Sein Hals wächst etwas in die Höhe. Jetzt winkelt er die Hand des gestreckten Armes nach oben ab, hält die Anspannung (1 – 2 – 3 – 4) und lässt die Hand wieder locker nach unten fallen (1 – 2 – 3 – 4). Dann kommen linker Arm und linke Hand an die Reihe.

Materialbedarf:
keiner
Zum Nachspielen

Du hast mit einem Wollknäuel oder mit einem Knäuel Paketkordel »Ball« gespielt. Natürlich ist dir der »Ball« runtergefallen. Du findest ihn unter dem Sofa, angelst ihn heraus, aber ein Riesenteil hat sich abgewickelt. Lust zum Aufwickeln hast du keine, aber Oma will nur ein aufgerolltes Knäuel wieder in ihre Schublade legen. Sie weiß ein Wickel-Spiel und spricht zusammen mit dir folgende Verse:

Materialbedarf:
Wollknäuel oder
Paketkordel
**Zum Vorstellen
und Nachspielen**

Rum – rum – rumdideldum,
der Bäcker rührt den Kuchen um.
[mit der rechten Hand im Uhrzeigersinn
liegende Kordel-/Wolle-Kreise um den Knäuel wickeln]

Rei – rei – reidideldei,
der Teig sieht aus wie Apfelbrei.
[mit der linken Hand weiter so]

Rau – rau – raudideldau,
da fehlt doch sicher der Kakao.
[mit der rechten Hand von oben nach unten Kordel-/Wolle-Kreise
um den Knäuel wickeln]

Schleck – schleck – schleckdideldeck
naschen wir den Teig schnell weg.
[mit der linken Hand weiter so]

Kleine Wuselfinger

 Regentröpfchen und Menschenkind besuchen heute einen Kindergarten, denn dort ist Basteltag. Was werden die Kindergruppen wohl alles mit geschickten Fingern herstellen?

Die eine Gruppe hat Salzteig angerührt und alle kneten Brezeln, Brötchen, Teigstückchen, Geburtstagstorten oder Pizzen. Ihre Fingerchen rollen Würste, drehen Kügelchen, drücken Muster in die Salzteigmasse, formen Scheiben und pressen alle Teile gut zusammen.

Die Kinder einer anderen Gruppe stellen Papierkügelchen her. Sie wollen damit eine Riesen-Sonnenblume bekleben. Sie brauchen gelbe, braune und grüne Papierkügelchen, große und kleine. Ihre Fingerchen zupfen Fetzen von großen, farbigen Papierbögen ab und drehen sie zu Kugeln zusammen.

Eine dritte Gruppe hat einen Herbstspaziergang gemacht und Naturmaterial mitgebracht. Aus den gesammelten Hagebutten fädeln die Kinder Ketten auf. Sie schieben einen dicken Faden durch ein noch dickeres Nadelöhr, pieksen die Hagebutten an ihren dicksten Stellen eine nach der anderen auf und schieben Nadel und Faden hindurch. Fingerhut benutzen!

Materialbedarf:
Spiel 1: Salzteig
Spiel 2: Buntpapier, farbige Papierbögen oder Papier von Illustrierten
3. Spiel: Hagebutten

Zum Nachspielen alleine oder in der Gruppe

 Am Nachmittag wollen die Kindergartenkinder ein Orchester aus Natur-Instrumenten bauen. Sie stellen Rasseln her.

Aus ausgehöhlten Kokosnuss-Hälften entstehen Kastagnetten. Zur »Affenpolonaise« schlagen sie die beiden Hälften im Takt der Musik mit den Öffnungen aufeinander. Aus den Zierkürbissen vom letzten Jahr, die nun wirklich lange genug aufgehoben worden sind und in denen nur noch die harten Kerne herumkullern, werden Rasseln. Für leisere Geräusche füllen die Kinder Sand in ein Röhrchen von Brausetabletten. Richtige Krachmacher-Dosen entstehen aus Kremdosen mit Kieselsteinen als Füllung. Etwas sanfter klingen Nüsse und Holzstückchen. Sind alle Materialien zu Natur-Instrumenten verbastelt, werden Herbstlieder gesungen – begleitet von den neuen Rasseln. Fridolin und das Kind lauschen der Musik.

Mal sehen, ob die vielen Wuselfinger richtig hören können.

Materialbedarf:
Kokosnuss, Zierkürbis vom letzten Jahr, Sand, Röhrchen von Brausetabletten, Kremdose, Kieselsteine, Nüsse, Holzstückchen

Zum Vorstellen und Nachspielen in der Gruppe

Ein Spiel, bei dem die Hände erzählen

 Am nächsten Tag regnet es und die Kindergartenkinder müssen drinnen bleiben. Sie erinnern sich an ihren Herbstspaziergang. Heute sind die Kinderrücken die Spazierwege, auf denen es viele Kribbel-Krabbel-Erlebnisse gibt. Also setzen sie sich immer zu zweit mit gegrätschten Beinen hintereinander auf den Fußboden. Die Finger des hinten sitzenden Kindes stellen die Krabbel-Erlebnisse dar und das vordere Kind spürt sie auf seiner Haut am Rücken.

Die Kindergärtnerin erzählt:
»Am Waldrand finden wir die letzten Brombeeren in einer Hecke. Wir pflücken sie vorsichtig ab.
[mit Daumen und Zeigefinger sanft die Haut zwicken; mal hier – mal dort].
Auf dem Waldboden liegt das erste Laub in diesem Herbst. Wir fegen mit den Schuhen die zerkrumpelten gelb-braunen Blätter weg und finden darunter Bucheckern und Eicheln.
[wegfegen: rasche, streichende Bewegungen mit beiden Händen über die Schulterblätter]
Auch Pilze wachsen im feuchten Waldboden. Wir reißen sie nicht raus. Wir deuten nur mit dem Finger darauf und zeigen sie den anderen: da und dort, hier auch noch ein Prachtexemplar.
[mit dem Zeigefinger entlang der Arme an verschiedenen Stellen auf die Haut stupsen und eindrücken]
Da fängt es an zu regnen
[mit den Fingerkuppen trommeln wie beim Klavierspielen]
und alle laufen so schnell sie können unter den nächsten Baum.
[mit allen zehn Fingern rasche Trippel-Bewegungen über den ganzen Rücken des Spielpartners]
Wind kommt auf und bläst uns ins Gesicht.«
[über Arme, Schultern und Rücken pusten oder blasen]

Materialbedarf:
keiner
Zum Vorstellen und Nachspielen zu zweit

Von dem Kätzchen, das schwer wiegt wie ein Stein

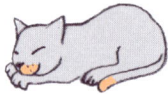

Die Herbststürme setzen ein. Unser Wind hat sich von dem tosigen Treiben anstecken lassen und pustet heftiger als je zuvor in diesem Jahr die Wolken durch die Luft. Er hat dabei schon einen hochroten Kopf bekommen. Das Wassertröpfchen und das Menschenkind werden in ihrer Wolke stark durchgeschüttelt. Sie halten sich bange an ihrem Wolkenkissen fest. In nördliche Richtung pustet der wilde Oktoberwind die kleine Wolke.

Über Polen hinwegsauend sehen die beiden Weltenbummler viele Bauernhöfe. Dort leben außer den Kühen, Schweinen und Pferden in den Ställen auch Tiere mit den Menschen zusammen im Haus. Einem Kätzchen mit rot-braunem Fell ist es draußen jetzt zu nass und stürmisch geworden. Es hat keine Lust mehr auf Mäusefang. Es liegt viel lieber in der Stube des Bauernhofes auf der Kachelofen-Bank. Die Kacheln geben gleichmäßige, wohlige Wärme ab. Das Kätzchen ist satt und fühlt sich warm, müde und schwer wie ein Stein. Seine Augen sind fest geschlossen, die Augenlider schwer.

Es träumt vom Sommer, wie es auf dem Rücken in einer Sommer-Blumenwiese liegt und sich träge im Gras räkelt. Es atmet ganz ruhig und gleichmäßig sechsmal durch das Näschen ein (1 – 2 – 3 – 4), durch das Mäulchen aus (1 – 2 – 3 – 4). Sein Herz schlägt ruhig und gleichmäßig. Es fühlt sich unbeschreiblich wohl. Und weil das alles so gut tut, hat es auch ein angenehmes Kribbeln im Bauch. Seine Körperteile werden nacheinander schlapp und schwer:

Der rechte Arm wird ganz schwer ... (sechsmal). Der linke Arm wird ganz schwer ... (sechsmal). Das rechte Bein wird ganz schwer ... (sechsmal). Das linke Bein wird ganz schwer ... (sechsmal). Die Sonne scheint warm herab, Arme und Beine werden warm und schwer ... (sechsmal).

Jetzt fühlt sich der ganze Kerl schwer wie ein Stein.

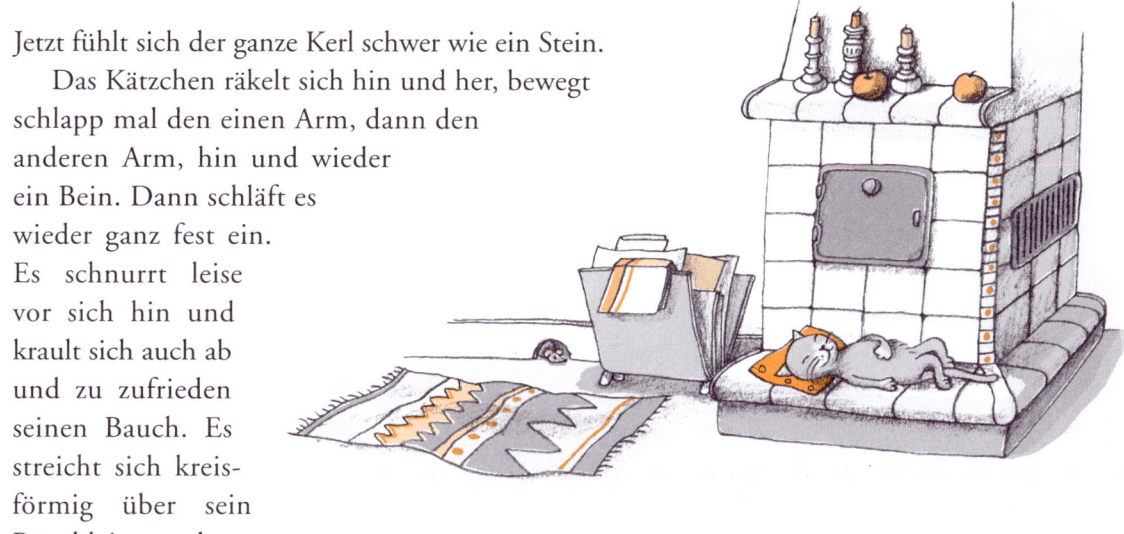

Das Kätzchen räkelt sich hin und her, bewegt schlapp mal den einen Arm, dann den anderen Arm, hin und wieder ein Bein. Dann schläft es wieder ganz fest ein. Es schnurrt leise vor sich hin und krault sich auch ab und zu zufrieden seinen Bauch. Es streicht sich kreisförmig über sein Bäuchlein und murmelt: Mein Bauch wird mollig warm – mein Bauch wird mollig warm – mein Bauch wird mollig warm.

Jetzt weht im Katzentraum ein angenehm kühler Wind über die Stirne des Tieres und es streicht sich mit dem Pfötchen etwas Spucke auf seine Stirne. Die Mieze wird davon wach, reckt und streckt sich, öffnet ihre Augen, macht einen Buckel, fühlt sich nun wieder frisch und fit und geht auf Mäusefang. (Wo ist die Maus?)

Auch Fridolin ist es mollig warm geworden. Ein tolles Gefühl, stellt er fest. Hups! Ich muss aufhören, sonst werde ich zu feucht und mein Tröpfchenbauch flutscht jetzt schon aus der Wolke!

 Wie spricht das Kätzchen im Traum?

Ich bin ganz ruhig ...; sechsmal.

Mein rechter Arm ist ganz schwer ...; sechsmal.

Mein linker Arm ist ganz schwer ...; sechsmal.

Ich atme ganz ruhig und gleichmäßig ...; sechsmal.

Mein Herz schlägt ganz ruhig und gleichmäßig ...; sechsmal.

Über meinem Bauchnabel ist es mollig warm ...; sechsmal.

Meine Stirne ist angenehm kühl, ich bin ganz frisch und fit ...; sechsmal.

Gedanken-Spiel

Im Oktober ist es bereits empfindlich kalt. Du kommst von draußen. Du frierst. Deshalb lässt du dir dein Kirschkernsäckchen aufwärmen und legst es auf den Bauch. Du schließt die Augen und stellst dir vor, wie die Wärme in deinen Bauch krabbelt. Jeder Kirschkern bekommt lange Arme, sie wachsen lang und länger. Sie wirken wie Wärme-Strahlen, die bis in deinen Bauch hineinreichen. Sie können alle Organe umschlingen und warm halten. Sie umfassen deine Lungenflügel … wandern zum Zwerchfell unter deiner Lunge (dort, wo der »Hicks« herkommt) … finden deinen Magen … deine Leber … viele Arme sind notwendig, um die Windungen des Darmes warm zu halten … dann kommen die beiden Nieren dran … zuletzt die Blase. Sie will besonders eng umschlungen sein von den Wärme-Strahlen; denn friert sie, bekommst du eine Blasenentzündung.

Jetzt haben die Wärme-Arme alle Organe erreicht und dein Leib strahlt von innen heraus warm und wohlig. Es war wohl doch nicht soooo kalt draußen, denkst du nun.

Materialbedarf:
Kirschkernsäckchen oder Wärmflasche
Zum Vorstellen

Bewegungs-Spiele

Im Herbstlaub kann man wunderbar herumtoben. Du läufst durch Raschelblätter, lässt dich einen Abhang mit Laub hinunterkullern oder als »Igelkugel« durch trockenes Laub rollen und schaust, was alles an deiner Kleidung hängen bleibt. Du kannst auch trockenes Laub in deiner Hand zerbröseln, bis kaum etwas übrig bleibt, und das dann mit feuchtem Laub ebenso probieren. Wie fühlt sich beides an?

Materialbedarf:
Außengelände mit Laub
Zum Nachspielen

Trockenes Laub in den Händen fühlt sich an wie …
Nasses Laub in den Händen fühlt sich an wie …

Laub in den Haaren fühlt sich ... an.
Laub auf der Kleidung fühlt sich ... an.

| **Zum Nachdenken**

Magst du auf trockenem Laub Fußball spielen, Rad fahren, Gummitwist hüpfen? Was musst du dagegen bei nassem Laub unbedingt beachten?

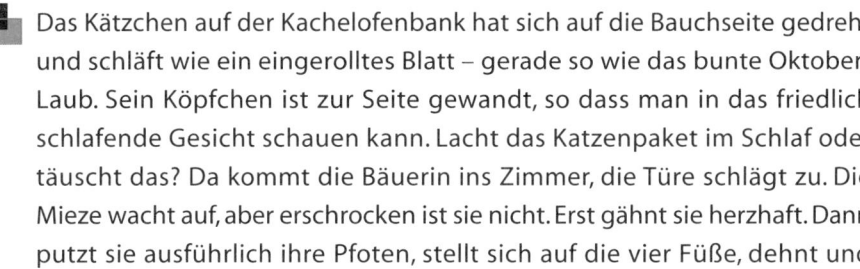

Das Kätzchen auf der Kachelofenbank hat sich auf die Bauchseite gedreht und schläft wie ein eingerolltes Blatt – gerade so wie das bunte Oktober-Laub. Sein Köpfchen ist zur Seite gewandt, so dass man in das friedlich schlafende Gesicht schauen kann. Lacht das Katzenpaket im Schlaf oder täuscht das? Da kommt die Bäuerin ins Zimmer, die Türe schlägt zu. Die Mieze wacht auf, aber erschrocken ist sie nicht. Erst gähnt sie herzhaft. Dann putzt sie ausführlich ihre Pfoten, stellt sich auf die vier Füße, dehnt und streckt sich.

Als Erstes streckt sie einatmend ihr eines Hinterbein lang nach hinten aus, atmet dabei ein und aus, ein und aus, ein und aus. Dann stellt sie das Bein ausatmend wieder auf. Nun kommt das andere Hinterbein an die Reihe.

Als Nächstes macht sie einen Katzenbuckel. Beim Einatmen lässt sie ihr Bäuchlein hängen. Ihr Kopf ist nach oben gerichtet und ihr Rücken locker durchgestreckt mit einem leichten Hohlkreuz. Ausatmend macht sie einen Buckel und schaut ihrem Bauch zu, wie er sich einzieht und flach wird. Drei Buckel muss sie machen, ehe sie einigermaßen wach ist.

Aber ganz zufrieden ist sie noch nicht, fügt noch drei Katzenbuckel in Luxusausführung hinzu: Streckt ein Hinterbein weg, hebt den Kopf an und atmet langsam ein. Jetzt zieht sie dieses rechte Hinterbein zum Bauch heran und beobachtet das mit den Augen. Dabei atmet sie kräftig aus, ihr Rücken wird zum Buckel. Dann kommt das anderes Bein dran.

Materialbedarf:
keiner
Zum Vorstellen

Wir Menschen können uns auch zum »Katzenpaket« einrollen: Hinknien – Po auf die Fersen – Oberkörper nach vorne beugen, Kopf auf dem Boden auflegen – Arme seitlich neben die Beine.

Beim »einfachen Katzenbuckel« können wir das Hinterbein-Strecken auch mit unseren Armen ausführen. Das geht dann so: Vierfüßlerstand –

Arm waagrecht nach vorne strecken, leichtes Hohlkreuz, Kopf heben und einatmen – gestreckt lassen und mehrmals durchatmen – ausatmend Kopf einziehen, Hand abstellen und Rundrücken machen.

Die »Luxusausführung des Katzenbuckels« wird mit den Beinen gespielt: Bein waagrecht ausstrecken, Kopf anheben, einatmen – Bein zum Bauch heranholen, Kopf einziehen, ausatmen, Rücken krümmen, Bein abstellen.

Materialbedarf:
keiner
Zum Nachspielen

 Lege dich auf den Teppich, ins Gras oder auf dein Bett. Stelle dir vor:

Du liegst im Bett und es ist eigentlich höchste Zeit zum Aufstehen. Du hast aber keine Lust, dein kuschelwarmes Nest zu verlassen. Doch dann sagen dir deine Arme: Wir machen den ersten Aufsteh-Versuch. Sie recken und strecken sich, sinken aber schon nach kurzer Zeit wieder auf die Bettdecke herunter. Jetzt trommelt dein rechtes Bein zum Aufstehen. Es streckt sich zur Zimmerdecke, der Fuß kreist um die Fessel. Das linke Bein will sich auch hochstrecken, den Fuß kreisen und zurücksinken. Dann stellen sich beide Beine auf, leicht zum Körper hin angezogen. Deine Lunge verlangt nach frischer Luft und du legst eine Hand auf deinen Bauch, atmest tief aus dem Bauch heraus ein (1 – 2 – 3 – 4) und aus (1 – 2 – 3 – 4); sechsmal wiederholen. Du fühlst dich mit sauberer Luft aufgefüllt, dein Gehirn kann wieder voll arbeiten. Es denkt an etwas Schönes, das dich an diesem neuen Tag erwartet. Du springst aus dem Bett, streckst im Stehen noch einmal die Arme über den Kopf, reckst dich auf deine Zehenspitzen und lässt wieder locker. Der Tag kann kommen.

Materialbedarf:
keiner
Zum Nachspielen

Ein Puste- oder Blas-Spiel

 Hast du schon viel Geschick im Pusten oder Blasen, veranstalte ein Walnussschalen-Rennen. Die halbierten Walnussschalen werden mit Alufolie umwickelt, mit Kordel-Schwänzen und Tütenohren versehen (siehe »Mäuse«

Seite 95). Jetzt werden die Mäuse auf der glatten Fläche von Klarsichtfolien mit vielen einzelnen, kräftigen Ausatemzügen durch den Mund voran gepustet – oder schwieriger noch: mit gekonnt verzögertem Herauslassen der Ausatemluft aus dem Mund vorwärts geblasen. Das Wettspiel beginnt.

Materialbedarf:
halbierte Walnuss-
schalen, Alufolie,
Kordel, dünne Pappe,
Klarsichtfolie
**Zum Nachspielen
zu zweit**

Ein Sammel-Spaziergang

 Oktober ist Sammel-Monat. Allerlei Früchte werden reif, die sich gut aufbewahren und auf einem Sammel-Teller dekorieren lassen. Möchtest du auch den Herbst in dein Zimmer bringen, mache einen Sammel-Spaziergang. Du brauchst einen Leinenbeutel. Da hinein sammelst du Bucheckern, Eicheln, Walnüsse, Haselnüsse, Hagebutten und buntes Laub, aber auch kleine Moospolster und Rindenstückchen.

Und weil du dich auf dem Hinweg beim Sammeln so fleißig gebückt hast, bist du ganz krumm und lahm im Rücken geworden. Du musst dich erst einmal dehnen und strecken. Danach bist du wieder fit. Auf dem Rückweg steigt dir der würzige Duft von Tannenzapfen in die Nase. Du sammelst auch davon ein paar Prachtexemplare. Einen Zapfen hältst du dir unter die Nase und schnupperst an ihm.

Damit dir der Heimweg nicht so lange erscheint, willst du mal wieder Schritte zählen und dabei tief in deinen Bauch hinein atmen. Wie geht das noch?

Einatmen (4 Schritte) – Atempause (2 Schritte) – Ausatmen (4 Schritte) – Atempause (2 Schritte). Einatmen (4 Schritte) – Atempause (2 Schritte) – Ausatmen (4 Schritte) – Atempause (2 Schritte). ...

Und ehe du dich versiehst, bist du zu Hause.

Die Sammel-Stücke legst du erst einmal über Nacht auf Zeitungspapier aus, damit sie trocknen können. Am nächsten Tag dekorierst du sie auf einem großen Teller. Die bunten Blätter kannst du pressen und später auf Grußkarten kleben oder aus den gezackten Blättern einen Drachen auf ein Zeichenpapier aufkleben.

Materialbedarf:
herbstliche Natur-
materialien, Teller,
Zeichenpapier
**Zum Vorstellen und
Mitatmen oder zum
Nachspielen**

Von dem Adler, der ein Muster in den Schnee malt

9

Wieder treibt der Herbststurm die Wolke mit Fridolin und dem Menschenkind in eine neue Richtung; hin und her, kreuz und quer werden sie geschubst, diesmal zurück nach Süden über die Alpen. Hier im Hochgebirge Österreichs herrschen schon im November Frost und Schnee. Die Luft in dieser Höhe ist eisig kalt. Das Menschenkind schaut zu Fridolin hinüber und will ihn fragen, ob er auch so friert. Aber die Worte bleiben ihm vor Schreck im Halse stecken. Mit weit aufgerissenen Augen beobachtet es, was mit Fridolin gerade geschieht. Der verändert sich. Sein durchsichtiger Kullerbauch verschwindet. Stattdessen bekommt er ein weißes Pelzkleid mit Mützchen, Handschuhen und Stiefelchen. Auch die anderen Wassertröpfchen sehen jetzt aus wie er. Das Menschenkind ruft nach dem Wind: Was ist mit Fridolin und all den anderen Wassertröpfchen passiert? Der raue Geselle hat sich auch verändert. Er hat eine frostig weiße Haarmähne und eine rote Nase bekommen. Eiszapfen hängen in seinem Zottelbart. Keine Angst, tönt seine sonst so raue Stimme beruhigend. Das ist normal. Bei dieser Kälte gefrieren alle Wassertröpfchen und fallen nach und nach als Schneeflocken aus meiner Wolke. Haltet euch gut fest, damit ihr nicht heute schon auf die Erde herunterpurzelt!

Die Wolke gleitet über weiße Schneefelder zwischen spitz aufragenden Alpengipfeln. So weit die beiden Wolken-Reisenden schauen können, ist die Schneedecke glatt und unberührt. Doch was ist das? Die beiden erkennen einen Adler, der mit seinen gespreizten Flügeln ein Muster in den Schnee drückt.

Er breitet seine Flügel rechts und links von seinem Körper aus, spannt die Flügelmuskeln an und presst die Flügelknochen fest in den Schnee. Er atmet dabei gleichmäßig und ruhig drei Atemzüge lang ein (1 – 2 – 3 – 4) und aus (1 – 2 – 3 – 4) und bleibt solange regungslos liegen. Als Abdruck entstehen zwei wunderschöne Fächer rechts und links von seinem Körper. Jetzt lässt er wieder locker und atmet dreimal entspannt ein und aus. Dann fängt er wieder mit dem Anspannen und Niederdrücken an. Er rückt ein Stück zur Seite auf eine unberührte Schneefläche und drückt das zweite Muster ein. So malt er sechs Adler-Muster in den Schnee.

Das Schneeflöckchen und das Menschenkind machen mit. Weil sie aber anstatt Flügeln dünne Ärmchen haben, hinterlässt jeder Armabdruck nur eine schmale Spur. Deshalb führen sie ihre Arme Stück für Stück bei jedem Abdruck etwas weiter nach oben:

Beim ersten Abdruck liegen die Arme ausgestreckt neben den Beinen, dann in Po-Höhe, in Hüft-Höhe, in Brust-Höhe, als Verlängerung der Schultern, der Ohren und schließlich nach oben über den Kopf gestreckt. Beim Niederdrücken und Anspannen wird langsam ausgeatmet (1 – 2 – 3 – 4) und beim Wechsel zur neuen Abdruckstelle wird ebenso langsam eingeatmet (1 – 2 – 3 – 4). Jetzt wird ausgeruht und entspannt. Von oben betrachtet sind zwei wunderschöne Schnee-Adler zu sehen.

Das wird mollig warm in den Schultern und Armen. Ein tolles Gefühl, stellt das Schneeflöckchen fest. Hups! Ich muss aufhören, sonst wird mir zu warm und ich schmelze weg!

Wie drücken Menschenkinder ein Adler-Muster in den Schnee?

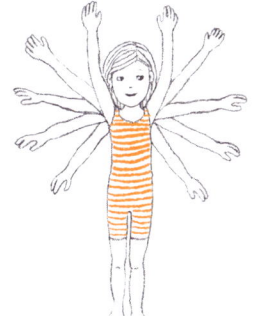

Arme anspannen und niederdrücken – dabei ausatmen (1 – 2 – 3 – 4) – Wechsel der Arme in eine neue Position zum Rumpf – dabei einatmen (1 – 2 – 3 – 4) – dort anspannen und niederdrücken – dabei ausatmen – Wechsel der Arme in eine neue Position zum Rumpf – dabei einatmen; sechs- bis siebenmal; Arme jeweils in eine neue Lage bringen.

Nach dem Fertigstellen des Adlers entspannen: einatmen (1 – 2 – 3 – 4) – ausatmen (1 – 2 – 3 – 4); sechsmal im Wechsel.

Gedanken-Spiele

Heute schneit es dicke Flocken. Du öffnest dein Fenster und siehst, dass Fridolin dabei ist. Auch du wirst als Schneeflocke in die Winterluft hinausgeschleudert und purzelst kopfüber und kopfunter zwischen vielen anderen Flocken umher. Ihr tanzt durch die Luft wie tuffige, weiße Federbällchen. Jedes hat eine andere Form. Ihr wirbelt umher, fasst euch an den Händen und fliegt einen »Stern«, wobei ihr in Richtung Erde hinabsaust. Die anderen Flöckchen lassen sich vom Wind wieder hinauftragen. Du aber schwebst wie an einem Fallschirm zur Erde nieder und landest sanft auf der weißen Wiese hinter deinem Haus. Jetzt wirst du wieder groß, liegst in deinem Bett und wärmst dich auf. Dann gähnst du ein paarmal und atmest frische, weiße Luft tief in deine Lungen. Jetzt bist du fit und hopst aus deinem Bett.

Materialbedarf:
keiner
Zum Vorstellen

Fridolin und das Menschenkind wollen den Adler auf seinen weiten Flügen über die schneebedeckten Alpen begleiten. Für die beiden ist das kein Problem. Sie haben ihre Wolke. Aber du möchtest auch mit. Der Wind weiß Rat.
Er bläst Luft von deinen Füßen aus in dich hinein und richtet dich auf, bis dein Körper wie eine Luftballon-Puppe angefüllt ist. Jetzt hebst auch du ab und schwebst in der kalten Luft, fühlst dich ganz leicht. Der Wind nimmt dich mit. Ihr fliegt zusammen mit dem Adler über die schroffen Gipfel des Gebirges und die tiefen Schluchten. Du siehst in den Kuhlen die Schneefelder liegen. Das ist der ewige Schnee. Er liegt seit Jahrhunderten dort und taut auch im Sommer nie ganz weg. Still ist es hier in der Bergwelt. Nur die Geräusche des Windes sind zu hören.

Materialbedarf:
keiner
Zum Vorstellen

Wirklich einen Luftballon aufzublasen, ist nicht einfach. Die älteren Kinder unter euch sollen das nachher probieren. Dabei müsst ihr tief einatmen und die Ausatemluft gleichmäßig und langsam in den Ballon blasen. Beim neuen Luftholen haltet ihr mit geschickten Fingern das Blas-Teil des Ballons gut zu, damit euch die Portion Luft im Ballon nicht wieder ungewollt entweicht.

Materialbedarf:
Luftballon
Zum Nachspielen

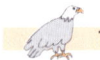

Du liegst auf deinem Bett, hast dir vorgestellt, in der Stille der Bergwelt mit dem Adler, mit Fridolin und dem Menschenkind zu fliegen.

Jetzt lausche mit geschlossenen Augen auf die Geräusche aus deiner wirklichen Umgebung.

Weißt du, aus welcher Richtung sie kommen und wer oder was sie macht?

Materialbedarf:
keiner
Zum Nachspielen und Nachdenken

Muskel-Spiele im Schnee; später im Jahr, wenn bei dir auch Schnee liegt

Der Schnee in der Mulde oben im Adler-Gebirge reicht dem Menschenkind bis zu den Knien. Trotzdem – oder gerade deshalb – will es darin herumstapfen. Es zieht seine Beine bei jedem Schritt ganz hoch, drückt mit den Händen die Knie kräftig herunter in den Schnee. Das Ausatmen unterstützt den Druck.

1. Schritt: Bein aus dem Schnee ziehen, einatmen (1 – 2 – 3 – 4) – Bein anziehen – Schritt nach vorne, Bein mit Druck (unterstützt durch die Hand) in den Schnee stampfen, kräftig ausatmen (1 – 2 – 3 – 4).

2. Schritt: anderes Bein ...

Materialbedarf:
Schneegelände, schneefeste Kleidung
Zum Vorstellen und Nachspielen

Die Füße graben richtige Löcher in die Schneedecke. Das Menschenkind schreibt Fuß-Spuren in den Schnee: Es stapft einen Kreis; geht immer weiter im Kreis herum, so dass sich der Kreis einrollt wie ein Schneckenhaus; es steht in der Mitte des Schneckenhauses. Jetzt dreht es sich um und marschiert in seinen eigenen Fuß-Spuren genau auf demselben Weg wieder nach außen.

Schau dir die Schnecke im Schnee noch einmal genau an. Hast du auch Lust, ein solches Schnee-Schneckenhaus zu laufen?

Materialbedarf:
Schneegelände, schneefeste Kleidung
Zum Vorstellen und Nachspielen

Das Schneeflöckchen hat auch seinen Spaß am tiefen Schnee. Da es so leicht ist, sitzt es mit ausgestreckten Beinen oben auf der Schneedecke und schaufelt sich mit seinen eigenen Armen in den Schnee ein. Wie kann das gehen?, denkst du. Ganz einfach, wie beim Rudern.

Fridolin beugt seinen Oberkörper vor und zurück und schaufelt dabei mit den Händen den Schnee rechts und links von seinem Körper nach hinten. Er sinkt tiefer und tiefer hinein. Jetzt fängt er auch noch an, seine Beine dabei zu strecken und zu beugen. So tritt er den Schnee unter seinen Beinen nach vorne zusammen.

Nun liegt er in seiner Schneekuhle und ruht sich aus. Wohlig lässt er sich die Sonne auf den Bauch scheinen. Hups, ich muss aufhören mit dem Sonnenbad im Schnee, sonst schmelze ich weg, ruft er und verschwindet hastig von seiner Sonnenbank.

Materialbedarf:
Schneegelände,
schneefeste Kleidung
**Zum Vorstellen
und Nachspielen**

Fridolin und das Menschenkind steigen von den Schneefeldern herab in ein tiefer gelegenes Gebirgstal. Hier reicht die Schneemenge gerade mal, um einen Schneemann zu bauen. Der Adler ist mitgekommen und schaut den beiden interessiert bei ihrer Arbeit zu. Aber hier unten scheint die Sonne viel wärmer als oben im ewigen Schnee und schleckt an dem Schneemann herum.

Zuerst wird sein Kopf klein und schmal. Dann verschwinden Arme und Oberkörper und zuletzt auch noch der Bauch. Ein trauriger Schneerest bleibt am Boden übrig. Schade, meint der Adler. Aber das Menschenkind hat eine Idee: Wir spielen »schmelzende Schneemänner«. Du spielst die Sonne und zählst ganz langsam bis 20. In dieser Zeit müssen wir uns vom Kopf bis zu den Beinen schlapp machen, bis wir bei 20 als Schneerest am Boden liegen.

Der Adler zählt und die beiden lassen die einzelnen Körperteile in Zeitlupe nacheinander schlaff herunterhängen: Der Kopf pendelt haltlos auf dem Hals – die Schultern und Arme hängen nach unten – der Rücken wird krumm und der Oberkörper sinkt nach vorne – das eine Bein knickt ein – das andere Bein wird kraftlos – die Schneemänner knien – sinken auf den Po – legen den Oberkörper seitlich auf die Erde – und liegen beim 20sten Zähler als mickriger Schneerest am Boden.

Auch du bist ein Schneemann. Auch du schmilzt langsam in der Sonne dahin. Im Zeitlupentempo weicht alle Spannung aus deinem Körper. Teile dir die Zeit (20 Zählschritte) gut ein, sonst bist du viel zu früh geschmolzen.

Materialbedarf:
keiner
Zum Vorstellen und Nachspielen alleine oder in der Gruppe

Massage-Spiele

Du hast mit deinen Freunden draußen gespielt. Im November ist es schon ziemlich kalt ohne Handschuhe; die Finger sind steif geworden. Mache Fäuste, drücke die Finger fest in die Handflächen. Merkst du, wie in den Händen Anspannung entsteht und deine Finger beim Loslassen wieder warm werden?

Materialbedarf:
keiner
Zum Nachspielen

Heute »streichelt dich der Schneehase warm«. Du liegst auf dem Rücken; am Oberkörper kein T-Shirt. Dein Masseur nimmt dein Lieblings-Kuscheltier. Damit bekommst du eine sanfte Massage. Der Masseur erzählt:

»Der kleine Schneehase wohnt in einer Kuhle unter einem dicken, alten Baum [Nabelgegend längs und quer streichen]. Er begleitet dich auf deinem beschwerlichen Weg hinauf zum ewigen Schnee. Er holt dich im Tal ab [Fingerspitzen]. Fünf Wanderwege führen vom Tal hinauf zur ersten Alm-hütte [5 Finger und Handrücken hinauf streichen bis zum Handgelenk]. Dort macht ihr Rast. Viele Wanderer kehren hier um, denn ab da beginnt der steile Aufstieg. Jetzt heißt es, sich die Atemluft gut einzuteilen und in immer gleichem Tempo einen Schritt vor den anderen zu setzen [langsam und gleichmäßig bis zum Ellenbogen hinaufstreichen]. Hier macht ihr wieder eine Pause und genießt den Blick ins Tal und hinauf zu den Bergspitzen. Es wird Zeit, die letzte Etappe anzugehen [aufwärts zur Schulter]. Oben auf dem Gipfelgrad stapft ihr den schmalen Pfad entlang bis zum Gipfelkreuz [Schulter entlangstreichen]. Dort verabschiedet sich der Schneehase. Du aber bleibst im Abendrot sitzen und übernachtest auf der Berghütte.

Kitzelige, bei Berührungen besonders empfindliche Kinder können Igel- oder Tennisbälle benutzen. Bei ihnen bitte etwas fester aufdrücken.

Materialbedarf:
Kuscheltier
Zum Nachspielen zu zweit

10

Von dem Rentier, das den Nikolausschlitten ziehen will

Der Wind, dieser raue Geselle, bläst die Wolke hoch in den Norden von Europa. Fridolin und das Menschenkind schweben über Finnland. So richtig hell wird es hier im Dezember selbst tagsüber nicht. Rentiere bewegen sich wie dunkle Schatten über den Schnee und suchen nach Flechten.

Eines der Tiere hat etwas anderes vor als Flechten zu fressen. Das Schneeflöckchen und das Menschenkind schauen verwundert. Seltsam, dieses Rentier sitzt wie ein Mensch auf einem Stein und drückt den Huf eines Hinterlaufes ganz fest auf den Boden, spannt Unter- und Oberschenkel kräftig an und atmet dabei gleichmäßig und ruhig drei Atemzüge lang. Dann lässt es Bein und Fuß wieder locker und entspannt. Jetzt kommt das andere Hinterbein an die Reihe. Und schließlich beide Hinterbeine gleichzeitig. Nun fängt das Rentier wieder mit dem Anspannen an. Sechsmal hintereinander übt es das Ganze. Das Schneeflöckchen und das Menschenkind machen mit. Da sie hinten an ihren Füßen Fersen und vorne Zehen und Fußballen haben, führen sie die Rentierübung mit ihren Fersen aus. Jetzt wollen sie dem Rentier auch ein Beintraining zeigen: die Zehen-Übung. Das Rentier mit seinen Hufen kann diese Übung nicht mitmachen. Es schaut interessiert zu.

Die beiden setzen sich auch auf einen Stein, drücken ihre Zehen und Fußballen des einen Fußes kräftig auf den Boden. Sie heben den Po gleichzeitig leicht an und beugen den Oberkörper etwas nach hinten. Ihre Unter- und Oberschenkel spannen sie fest an und atmen dabei langsam und gleichmäßig dreimal: Sie atmen ein (1 – 2 – 3 – 4) und aus (1 – 2 – 3 – 4) ... Anschließend stellen sie ihre Füße wieder locker auf den Boden und entspannen. Dann kommt der andere Fuß an die Reihe und schließlich beide Füße zu gleicher Zeit.

Das wird warm in Füßen und Beinen. Ein tolles Gefühl, stellt Fridolin fest. Hups! Ich muss aufhören, sonst wird mir zu warm und ich schmelze weg!

Fridolin fragt das Rentier, warum es überhaupt seine Beinmuskeln trainiert. Ich bin das Rentier des Nikolaus. Ich trainiere für meine schwere Arbeit in der Weihnachtszeit. Dann muss ich den voll beladenen Nikolaus-Schlitten ziehen, antwortet es und lächelt wichtig.

Ja, bald ist es so weit. Zu Hause in Deutschland kommt der Nikolaus in der Nacht vom 5. zum 6. Dezember, erzählt das Menschenkind. In England und Schweden soll das anders sein. Da kommt der Weihnachtsmann am Weihnachtsfest. Aber einerlei, ob Nikolaus oder Weihnachtsmann, immer geht er von Haus zu Haus überall dorthin, wo es Kinder gibt.

Oder kommt er auch manchmal zu großen Leuten?

Wie trainiert das Rentier?

Fersen-Übung

Auf der vorderen Stuhlkante sitzen – rechte Ferse fest auf den Boden drücken – Zehen weg vom Körper – Po bleibt fest auf dem Stuhl – rechten Unter- und Oberschenkel fest anspannen – dabei langsam und gleichmäßig dreimal einatmen (1 – 2 – 3 – 4) und ausatmen (1 – 2 – 3 – 4).

Fuß locker auf den Boden aufstellen und entspannen.

Linke Ferse ... Beide Fersen ...

Wie trainieren Fridolin und das Menschenkind?

Zehen-Übung

Zehen und Fußballen auf den Boden drücken – Po leicht anheben und mit dem Rücken etwas nach hinten gehen – Unter- und Oberschenkel fest anspannen – dabei langsam und gleichmäßig dreimal einatmen (1 – 2 – 3 – 4) und ausatmen (1 – 2 – 3 – 4).

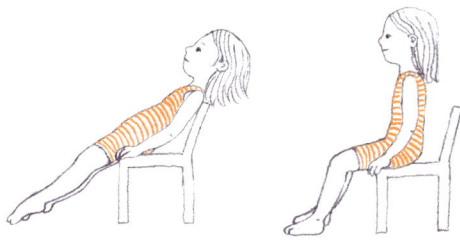

Gedanken-Spiele mit Muntermacher

Stelle dir vor, du gleitest zusammen mit einem Schneemann auf Skiern über die Schneeflächen hoch im Norden am Polarkreis. Weil der Schnee so oft antaut und wieder festfriert, wird er sehr glatt. Aber der Schneemann ist ein gekonnter Skifahrer. Er rast über die weiße Pracht. Du stehst vor ihm, deinen Rücken an seinen dicken Bauch gelehnt, fühlst dich dort geborgen und hast kein bisschen Angst. Leicht und beschwingt geht die kurvige Reise dahin.

Ihr fahrt in Richtung Nordpol. Dort sind bunte Lichter am Himmel: lila, grün, blau, orange. Das ist das Polarlicht. Ihr saust durch das Licht und landet im Grönland. Das Meer dort sieht dunkelgrün und kalt aus. Eisschollen treiben um euch herum auf dem Wasser wie kleine Inseln. Um diese Jahreszeit ist hier Polarnacht: Tag und Nacht dunkel. Ihr seht die Lichter der Eskimos, schnallt eure Skier ab und macht einen Besuch. An ihrem knisternden Feuer wärmst du dich auf. Der Schneemann wartet solange draußen. Dann bringt er dich auf seinen Skiern wieder sicher nach Hause zurück.

Materialbedarf:
keiner
Zum Vorstellen

Du liegst in deinem warmen, weichen Bett und magst nicht so recht aufstehen. Deshalb beginnt der Wind, von deinen Füßen aus Luft in dich hineinzupumpen. Ein Körperteil nach dem anderen wird aufgerichtet.

Der Wind bläst in die Füße:
Du hebst die Zehen an, ziehst deine Füße zum Körper hin hoch und lässt wieder locker; sechsmal wiederholen ...   Die Spannung ist da.

Der Wind bläst in die Beine:
Du winkelst die Beine an, stellst deine Fußsohlen auf, drückst sie gegen die Matratze, lässt wieder locker; sechsmal wiederholen ... Die Spannung ist da.

Der Wind bläst in den Bauch:
Du hebst beide Beine gleichzeitig etwas von der Matratze ab, hältst sie so und lässt wieder locker; sechsmal wiederholen ...   Die Spannung ist da.

Jetzt kannst du schon aufstehen, denn dein Unterkörper ist fest. Nun kommt dein Oberkörper an die Reihe.

Der Wind bläst in die Schultern:
Du führst deine Schulterblätter am Rücken fest zusammen, dann holst du die Schultern weit vor die Brust, hebst sie zu den Ohren an und lässt wieder locker; sechsmal wiederholen ...   Die Spannung ist da.

Der Wind bläst in Hals und Nacken:
Du legst das Kinn auf die Brust, neigst den Kopf zur rechten/linken Schulter und lässt wieder locker; sechsmal wiederholen ...   Die Spannung ist da.

Der Wind bläst in die Arme und Hände:
Du ballst die Hände zu Fäusten, spannst die Armmuskeln an, führst die Fäuste vor dem Körper hoch zu den Schultern und lässt wieder locker; sechsmal wiederholen ...   Die Spannung ist da.

Jetzt bist du wieder ganz frisch und konzentriert.

Materialbedarf:
keiner
Zum Vorstellen und Mitmachen alleine oder in der Gruppe

Muskel-Spiele

 Am 6. Dezember zieht unser Rentier mit dem Nikolaus von Haus zu Haus – überallhin, wo Kinder wohnen. Das Rentier muss draußen warten, Schlitten und Geschenke bewachen. Heute will Nikolaus unbedingt durch den Kamin ins Haus kommen, wie in England. Das Rentier schaut gespannt zu, wie er außen an der Hauswand am Regenrohr hochklettert.

Er zieht sich Stück für Stück hinauf. Abwechselnd mit der rechten und linken Hand umfasst er das Rohr. Er packt fest zu, seine Muskeln in Händen, Armen und Schultern und sogar die Bauchmuskeln sind angespannt. Auch seine Beine umklammern das Rohr.

Jetzt hat er die Dachrinne erreicht und hangelt sich daran weiter. Er hängt gefährlich schwankend und kann sich nur noch mit seinen Armen halten. Aber er schafft es und erreicht den Balkon. Puh, hier kann er die Füße wieder aufstellen. Jetzt muss er erst einmal verschnaufen und tief ein- und ausatmen. Dann fühlt er sich fit für den Aufstieg über die Schornsteinfegertritte hinein in den Kamin. Er winkt dem Rentier zu und zwängt sich mit seinem dicken Sack in den Schornstein.

Materialbedarf:
keiner
Zum Vorstellen; niemals zum Nachspielen!

Das Rentier stellt sich vor, wie er wohl ausschaut, wenn er unten ankommt. Kannst du dir das auch vorstellen? Erzähle.

Materialbedarf:
keiner
Zum Nachdenken

Wer später einmal auf Klettertour gehen will, muss erst einmal auf dem Erdboden üben: Du tust so, als ob du dich an einem unsichtbaren Regenrohr langsam Stück für Stück nach oben ziehst, bis du ganz gestreckt bist. Beim Hochziehen umgreifst du das gedachte Rohr mit den Händen und spannst auch die Handmuskeln fest an. Du schaffst das Hinaufziehen nicht in einem Rutsch. Immer nach zwei Handgriffen (rechte und linke Hand) machst du eine Pause und lässt die Arme einfach locker hängen, ruhst deine Muskeln aus und atmest ruhig ein (1 – 2 – 3 – 4) und aus (1 – 2 – 3 – 4). Dann spannst du die Armmuskeln erneut an und kletterst weiter hinauf.

Materialbedarf:
keiner
Zum Nachspielen

Jetzt musst du auch noch die Bein- und Bauchmuskeln trainieren. Lege dich lang ausgestreckt auf deinen Rücken und hebe beide Beine gleichzeitig etwas vom Boden ab. Dabei gut durchatmen, nicht die Luft anhalten und einatmen (1 – 2) – ausatmen (1 – 2). Die Beine wieder sinken lassen, ruhig weiteratmen. Später kannst du es schon länger durchhalten: einatmen (1 – 2 – 3) – ausatmen (1 – 2 – 3).

Materialbedarf:
keiner
Zum Nachspielen

Du warst ohne Stiefel draußen im Schneematsch und hast mit Freunden umhergetobt. Jetzt sind deine Socken pitschnass. Du gehst ins Badezimmer und drückst sie wie einen Waschlappen erst mit der rechten, dann mit der linken Hand kräftig aus: Faust machen – Socken ausdrücken – Hand lockern ...

Materialbedarf:
Socken
Zum Nachspielen

Bewegungs-Spiele für Arm-, Bein- und Bauchmuskeln

Der Nikolaus hat sich geirrt und ist anstatt an einem Wohnhaus an einer Turnhalle hochgeklettert. Dort trainieren die Kinder im Turnverein. Er schaut zum Fenster rein und staunt, wie sie ihre Muskeln kräftigen:
Manche hüpfen wie Frösche. Andere hangeln sich mit den Armen an Reckstangen entlang oder baumeln daran kopfunter in den Kniekehlen. Dicke Matten liegen unter den Reckstangen. So können sie sich auch einmal herunterplumpsen lassen. Eine dritte Gruppe übt Bockspringen über die gebeugten Rücken der Spielpartner. Der Letzte springt über alle »Böcke« und stellt sich vorne als »neuer Bock« auf.

Materialbedarf:
Reckstange, dicke Matten
Zum Nachspielen in der Turnhalle

Du erinnerst dich auch an ein Hüpfspiel: das »Hüpfkästchen«. Du malst dir mit Kreide Hüpffelder wie ein Kreuz auf. Du kannst dir auch ein Kreuz aus Teppichfliesen legen. Jetzt wird ein Stein in jeder Hüpfrunde ein Feld weiter nach oben geworfen und auf einem Bein das Hüpfkästchen abgehüpft, vorwärts und rückwärts. Das Feld mit dem Stein musst du überhüpfen. Trifft dein Stein nicht in das richtige Feld, kommt dein Spielpartner an die Reihe. Du kannst dir auch deine eigenen Regeln zum Hüpfkästchen-Spiel ausdenken.
　　Du wirst sehen, hinterher spürst du deine Wadenmuskeln.

Materialbedarf:
Kreide, Wurfstein; Außengelände oder Teppichfliesen
Zum Nachspielen in der Gruppe

Winterdekoration

Auf der Heizung entfalten Orangen-, Mandarinen- oder Zitronenschalen, Zimtstangen und Gewürznelken einen feinen Duft. Stelle eine solche Duftschale im Zimmer auf. Auch mit Nelken gespickte Mandarinen zusammen mit Tannenzapfen dekoriert erinnern an Weihnachten. Der Duft entspannt wohlig.

Materialbedarf:
Orangen, Mandarinen und/oder Zitronen, Zimtstangen, Gewürznelken, Tannenzapfen, Teller
Zum Nachspielen

11

Vom Blick in das geschmückte Weihnachtszimmer

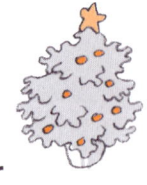

Jetzt ist Weihnachten. Bitte bring uns weg von den endlosen Schneefeldern hin zu einem Ort, an dem Menschen das Weihnachtsfest feiern, bettelt das Menschenkind. Es hat Heimweh. Um seine Gäste aufzumuntern, will der Wind sie zu einer Familie in Schweden bringen, wo Weihnachten mit vielen Kindern ganz besonders fröhlich gefeiert wird. Sie gleiten über Wälder, Wiesen und Seen. Auf dem Lande leben Menschen in großen Gehöften.

Das warme Gelb eines erleuchteten Fensters in der Dunkelheit lockt die Wolke herbei. Fridolin und das Menschenkind drücken ihre Näschen an der Scheibe platt und verfolgen gespannt das Treiben der Kinder im Weihnachtszimmer. Sie dürfen den Baum schmücken und holen gerade den geliebten Christbaumschmuck herbei.

Der Blick der kleinen Beobachter vor dem Fenster wird gefesselt von dem glänzenden Rot der blank geriebenen Äpfelchen. Ein kleiner Junge riecht an einem dieser Äpfelchen und hängt es mit einer Schleife in den Baum. Ja, diesen wunderschönen Tannenbaum haben die Kinder zusammen mit Vater am Tag zuvor selbst im Wald ausgesucht, gefällt und heimgeholt. Der Junge schnuppert an den dunkelgrünen Zweigen und saugt den harzigen Duft ein.

Das Schneeflöckchen und das Menschenkind schauen hin zum großen Esstisch, auf dem eine blaue Tischdecke liegt – strahlend blau wie der Himmel an einem trocken-kalten Wintertag. Fridolins Augen versinken in dem hellen Blau und saugen sich voll davon. Auch seine Lungen füllen sich mit dem Blau. Beim ersten Atemzug (1 – 2 – 3 – 4) ganz tief in den Bauch hinein wird der unterste Teil seiner Lungen blau aufgefüllt, wie bei einem Wasserglas. Beim zweiten Atemzug (1 – 2 – 3 – 4) strömt wieder ein ganzer Schwall blauer Luft in seine Lunge und setzt sich auf die Luftbläschen aus dem ersten Atemzug oben drauf. Und beim dritten Atemzug flutschen erneut blaue Bläschen durch die Nase in die Lunge (1 – 2 – 3 – 4). Jetzt ist die Lunge prall angefüllt mit frischer Luft – blau und sauber. Langsam und gleichmäßig atmet Fridolin die graue, verbrauchte Luft aus und frische, blaue Luft ein: Grau raus (1 – 2 – 3 – 4), Blau rein (1 – 2 – 3 – 4).

Dann fesselt ein Adventsgesteck mit seinen brennenden Kerzen Schneeflöckchens Aufmerksamkeit. Die lila Kugelkerzen leuchten aus ihrer Mitte heraus wie Edelsteine. Seine Augen füllen sich mit dem lila Licht. Da sieht es eine zarte, veilchenblaue Seifenblase aufsteigen. Alle Farben des Raumes schillern auf ihrer durchscheinenden Hülle: Rot – Grün – Blau – Lila. Fridolin wird ganz klein und taucht ein in die schillernde Haut. Er lässt sich von der Seifenblase wieder hinaustragen in die kalte Nachtluft.

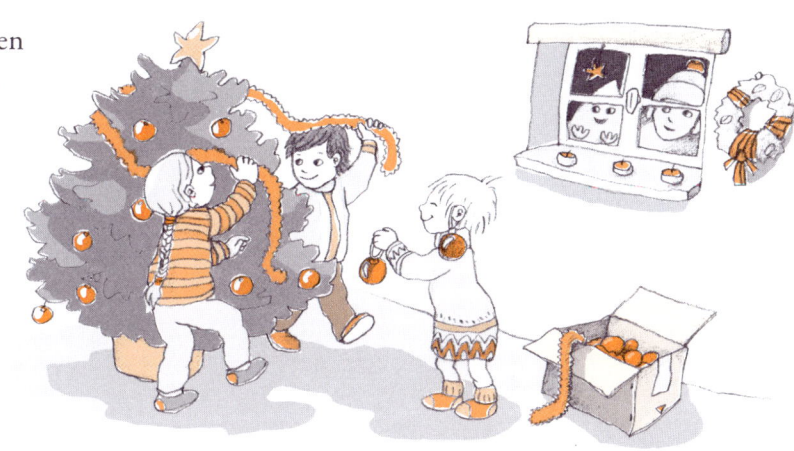

Die Kinder sind inzwischen fertig mit dem Schmücken. Sie tanzen um ihren Weihnachtsbaum herum und singen dazu. Fridolin und das Menschenkind kehren auf ihre Wolke zurück. Sie summen die Melodie des Weihnachtsliedes, bis sie zufrieden und müde in ihr Wolkenkissen zurücksinken.

Wie helfen die Farben?

Rot – macht dich mutig. Du hebst dir Rot auf und hast keine Angst mehr im Dunkeln.

Grün – beruhigt und lässt dein Herz langsam und gleichmäßig schlagen. Der Duft der Tannennadeln erinnert an Harz und Wald. Du konzentrierst dich auf deinen Herzschlag und atmest den würzigen Duft ein.

Blau – erinnert dich an reine Luft und lässt dich tief atmen. Dein Bauch hebt und senkt sich bei jedem Atemzug.

Lila – hilft dir, dass du dich angenehm geborgen fühlst; ganz umhüllt von der Haut einer Seifenblase.

Zauber-Spiele

Stelle dir vor, du bist ein Zauberer und hast die Kraft, mit deinem Atem Wünsche zu erfüllen. Du willst goldenen Weihnachtsschmuck zaubern. Getrocknete Tannenzapfen und Mistelzweige würden in Gold besonders prächtig aussehen, glaubst du. Also legst du deine Sammel-Schätze in einer langen Reihe auf dem Fußboden aus.

Jetzt atmest du langsam und tief die Goldfarbe in dich ein (1 – 2 – 3 – 4), zielst mit deiner Sprüh-Nase auf die Zapfen (1 – 2) und sprühst sie beim langsamen und gleichmäßigen Ausatmen golden an (1 – 2 – 3 – 4). Dann gehst du weiter (1 – 2) und saugst einen zweiten Schwall Goldfarbe ein (1 – 2 – 3 – 4) ... bis alle Teile besprüht sind.

Materialbedarf: keiner
Zum Vorstellen und Mitatmen

Finde neue Ideen für Sprüh-Zaubereien; z.B. im Winter Frühlingsblumen ausatmen, im Sommer Schnee zaubern, einen Geburtstagstisch decken.

Zum Ausdenken

Du kannst auch als Geist aus der Flasche die Wünsche deiner Herrin ihr zu Füßen hauchen. Du schließt deine Augen, stellst dir ihren Wunsch in allen Einzelheiten vor – vielleicht eine mit funkelnden Edelsteinen besetzte Krone, ein Schloss hoch oben in den Wolken oder eine Geburtstagtorte mit Früchten, Sahne und vielen Kerzen darauf. Jetzt musst du dir merken, wie der Wunsch genau ausschaut. Du atmest ihn bedächtig ein (1 – 2 – 3 – 4) und hauchst ihn mit der Atemluft langsam wieder aus (1 – 2 – 3 – 4). Deine Herrin ist begeistert.

Materialbedarf: keiner
Zum Vorstellen und Mitatmen

Stelle dich jetzt wirklich an der frischen Luft hin als Goldfarbe-Sprüher oder Flaschengeist, indem du tief in den Bauch hineinatmest und lang anhaltend ausatmest. Für deine Fantasiegeschichte gibt es dabei keine Grenzen. Alles ist möglich.

Materialbedarf: keiner
Zum Ausdenken und Nachspielen

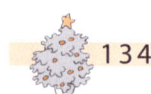

Die schwedischen Kinder aus der 11. Geschichte, die am Weihnachtsabend um ihren Baum tanzten, spielen am nächsten Tag zusammen mit ihren Freunden »Reise ins Zauberland«. Zu ruhiger Musik laufen sie auf leisen Sohlen im Zimmer umher. Eines von ihnen hält einen Zauberstab, einen »Bambus 04«. Damit kommt es nach und nach zu jedem Mitspieler. Wer berührt wird, fällt in einen Zauberschlaf. Er legt sich ganz langsam auf den Boden nieder. Die anderen müssen um die bereits Liegenden herumschleichen. Denn im Zauberschlaf darf man nicht berührt werden, sonst kann man nie mehr aus dem Schlaf zurückgeholt werden.

Wenn alle Kinder liegen, spricht der Zauberer: Ihr seid ganz müde. Deshalb habt ihr euch hinlegen müssen. Jetzt fallen euch die Augen zu und Arme und Beine werden angenehm schwer. Euer Atem wird bei jedem Atemzug tiefer und euer Herz schlägt ruhig und gleichmäßig »poch ... poch ... poch«. Ihr fallt in einen tiefen, traumlosen Schlaf. Ich, der Zauberer, bin bei euch und wache über euren Schlaf [Der Zauberer schleicht zwischen den Schlafenden umher]. Mein Zauberstab »Bambus 04« kommt zu einem von euch und ruft leise seinen Namen. Der Gerufene wird langsam wach. Er streckt und räkelt sich, steht auf, ohne die anderen zu stören. Dabei wird auch er zum Zauberer und darf einen Schlafenden wecken. Die beiden Zauberer wecken zwei weitere Spieler ... bis alle wieder munter sind. Die Musik ist während der gesamten »Reise ins Zauberland« ganz leise weitergelaufen.

Spielvariante für Zappel-Kinder: Die Geweckten setzen sich auf und werden erst dann, wenn alle Kinder wach sind, in einem gemeinsamen Reck-und-Streck-Spiel wieder munter gemacht.

Materialbedarf:
Bambusstab, MC mit ruhiger Musik
Zum Nachspielen in der Gruppe

Licht- und Farb-Spiele zum Stillwerden

Im Dezember, wenn es nachmittags schon ganz früh dunkel wird, beobachten Fridolin und das Menschenkind, wie die Leute in ihren Wohnungen Kerzen anzünden. Wie eine Zauberfee tanzt die Flamme auf dem kleinen, schwarzen Docht. Da kommt ein Windstoß und will sie herunterschubsen. Sie flattert mit ihrem roten Gewand und balanciert gleich darauf wieder ganz gerade auf ihrem Docht. Nichts bringt sie aus der Ruhe. Du sitzt eine Weile ganz still vor der Flamme, schaust in ihr Rot und beobachtest ihren Tanz. Du hebst dir ihr Rot auf und hast keine Angst mehr im Dunkeln.

Materialbedarf:
Kerze, Feuerzeug
**Zum Nachspielen;
niemals alleine,
nur zusammen mit
einem Erwachsenen!**

 Bist du alleine, setzt du dich vor eure Salzkristall-Leuchte, mindestens einen großen Schritt entfernt. Die Leuchte steht auf dem Boden; du lässt dich im Schneidersitz davor nieder. Damit du nicht herumhampelst, legst du bitte deine Hände auf die Knie. Du sitzt gerade und drückst die Schultern nach unten, so dass dein Hals ein Stück länger und gestreckter wird. Deine Augen sind nur auf die Salzkristall-Leuchte gerichtet. Nichts anderes kann dich jetzt interessieren. Und siehe da, die Leuchte spricht zu dir:

Schau mich genau an. Ich habe nicht eine so feine, glatte Haut wie du. Ich bin uneben und rau. Ich bestehe nämlich aus kleinen Salzkörnern, alle aneinander geklebt. Manche sind tieforange, manche blasser und andere fast weiß. Das kommt darauf an, welche Mineralien in meine Körnchen eingeschlossen sind. Meine orange Farbe habe ich vom Eisen. Stelle dir vor, wie sich meine Salzkörnchen in deiner Hand anfühlen, wie sie dir durch die Finger gleiten.

Jetzt darfst du mich einschalten. Die Glühlampe mitten in meinem Bauch macht mich zu einem warm-orangen Leuchtklumpen. Schaue eine Weile in mein Licht. Und hups, das Orange schlüpft in dich hinein. Es breitet sich in deinem Körper warm und wohlig aus und besucht deine Organe im Bauch: Magen, Darm, Nieren, Leber und die anderen. Jetzt schicken wir das Orange hinauf in deinen Brustraum zur Lunge. Du atmest es durch die Nase langsam und gleichmäßig ein (1 – 2 – 3 – 4) und wieder aus (1 – 2 – 3 – 4), ein und aus, ein und aus. Wenn du magst, kannst du das Orange noch in Arme und Beine schicken. Dann fühlst du dich warm und wohlig.

Die Salzkristall-Leuchte verabschiedet sich von dir. Du kannst sie aber jederzeit wieder besuchen, wenn du ihre orange Wärme spüren willst.

Materialbedarf:
Salzkristall-Leuchte
**Zum Vorstellen
und Nachspielen**

Orange macht warm. Es wächst dir eine Sonne – wie ein Morgenrot – im Bauch. Du wirst mutiger und getraust dich jetzt vielleicht, etwas zu tun, wovor du bisher Angst hattest. Was kann das sein? Reicht dein Mut noch nicht aus, male ein Mandala aus mit viel Orange und etwas Rot. Sprich beim Ausmalen immer wieder den Zauberreim:

>>Orange ist gut, Orange macht Mut. Orange ist gut, Orange macht Mut.<<
Und wenn du irgendwann wieder einmal ängstlich bist, erinnere dich an diesen Zauberreim und an die warme orange Farbe.

Materialbedarf:
Mandalavorlage, Filzstifte
Zum Ausmalen und Nachsprechen

Riesel-Spiele

Drehe ein Sand-Bild zur Seite, dass der bunt gefärbte Sand hinter den Glasscheiben herabrieseln kann. Beobachte, wie die verschiedenen Farbtöne des Sandes sich mischen und Farb-Wellen oder Farb-Streifen entstehen.

Hast du eine Sanduhr, kannst du zusehen, wie die feinen Sandkörnchen vom oberen Trichter nach unten rieseln und dort einen spitzen Sandhügel bilden. Ganz gleichmäßig rieselt der Sand durch die enge Stelle in der Mitte. Schaue zu, bis aller Sand unten angekommen ist. Ist dir die Zeit lange vorgekommen? Wie viele Minuten sind wirklich verstrichen?

Materialbedarf:
Sand-Bild oder Sanduhr
Zum Beobachten und Nachdenken

Fridolin und das Menschenkind schlendern durch ein Kaufhaus mit herrlicher Weihnachtsdekoration. Da entdeckt Fridolin Schneekugeln. Er staunt: Weißer Kunstschnee wirbelt um den Nikolausschlitten mit dem Rentier. Ist es das Rentier aus Geschichte 10? Die beiden kaufen die Schneekugel und setzen sich in eine ruhige Ecke ihrer Wolke, schütteln den Kunstschnee in der Kugel kräftig durch und stellen sie vor sich auf den Wolkentisch. Jetzt schauen sie ganz still in das Schneetreiben, bis das letzte Flöckchen herabgesunken ist. Sie lassen die Schneekugel noch eine Weile ruhig stehen. Jeder von ihnen denkt sich eine Nikolausgeschichte aus.

Materialbedarf:
Schneekugel
Zum Vorstellen, Nachspielen und Ausdenken

12

Von dem Faschingsclown, der Grimassen schneidet, und von dem Sturz aus der Wolke

Im Januar zieht die Wolke mit dem Menschenkind und dem Schneeflöckchen in südliche Richtung. Jetzt liegt überall in Europa Schnee. Ende Februar erreichen sie Deutschland, von wo aus sie ein Jahr zuvor gestartet waren.

Was aber treiben die Menschen dort unten? Sie ziehen in bunter Verkleidung durch die Straßen, manche mit schaurigen Hexenmasken vor den Gesichtern, andere in fröhlichen Kostümen. Sie werfen den Zuschauern am Straßenrand Süßigkeiten und Blumensträußchen zu. Kanonen spucken buntes Konfetti aus. Laute Musik lockt alle Menschen hinaus auf die Gassen.

Auch ein kleiner Clown macht sich fertig für den Fastnachtszug: rote Knollennase, weiß geschminktes Gesicht mit schwarzen Augenbrauen, winziger schwarzer Hut, gepunktete Plusterhose, Ringelsocken und viel zu große Schuhe. Jetzt setzt er sich vor den Spiegel und bläst die Wangen auf, runzelt die Stirne, zieht eine Augenbraue hoch, reißt den Mund zum Gähnen auf. Fratzen schneiden, das machen doch nur Kinder, aber keine erwachsenen Leute, entrüstet sich Fridolin. Belustigt beobachten die beiden, wie der Clown seinen Mund zuspitzt – und ihn wieder lockert; mürrisch dreinblickt und seine Augenbrauen dabei zur Nase hin schiebt – und sie wieder locker lässt; seine Lippen zu einer schmalen Linie zusammenpresst – und wieder entspannt; seine Augen zusammenkneift – und sie wieder öffnet.

Das Schneeflöckchen platzt heraus: Hallo, Clown, was schneidest du da eigentlich für Grimassen? Der Clown schreckt hoch, wirbelt auf seinem Stuhl herum und blickt zum offenen Fenster. Was macht ihr denn da?, stottert er. Habt ihr mich beobachtet? Ihr wollt wissen, was ich mache? Ich trainiere meine Gesichtsmuskeln. Sie müssen locker und entspannt sein, damit ich als Faschingsclown mit meinen ulkigen Grimassen recht viele Leute zum Lachen bringen kann. Wollt ihr zusammen mit mir üben?

Die drei rücken vor dem Spiegel zusammen und los geht es.

Wie schneidet der Clown Grimassen?

Mund zuspitzen – wieder lockern; Lippen zu einer schmalen Linie zusammenpressen – wieder entspannen; Zähne aufeinander stellen, fest zubeißen und jeden einzelnen Zahn zeigen – den Biss wieder lockern; Augenbrauen zur Nase hin schieben – wieder locker lassen; Augenbrauen ganz weit hoch ziehen – wieder sinken lassen; Augen zusammenkneifen – wieder öffnen.

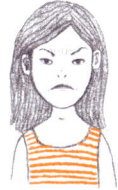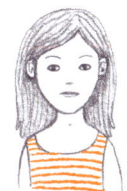

Jetzt ist der Clown fit und macht sich auf zum Faschingszug. Schneeflöckchen und das Menschenkind verabschieden sich und wünschen viel Spaß: »Auf Wiedersehen«, rufen sie.

Die Wolke schwebt in Richtung Faschingszug. Die Sonne lugt neugierig hinter den Wolken hervor und schiebt sie einfach beiseite. Ihre Sonnenstrahlen sind Ende Februar schon recht warm – zu warm für ein Schneeflöckchen. Es wirft sein Pelzmützchen weg, streift die Handschuhe ab und schleudert Stiefel und Pelzmäntelchen aus der Wolke. Zum Vorschein kommt wieder der dicke Kullerbauch des Regentröpfchens. Das Tröpfchen wird schwer und schwerer. Mit seiner glatten Haut rutscht Fridolin auf dem Wolkenkissen hin und her, kann sich nicht festhalten und glitscht aus der Wolke – plumpst dem kleinen Clown direkt auf die Stirne, flutscht die Nase runter, rinnt über die Wange und bleibt als dicker Tropf an seinem Kinn hängen. Der Clown wischt das Wassertröpfchen ab, lächelt und schaut nach oben. Dort entdeckt er am blauen Himmel über sich ein einziges dunkles Regenwölkchen, das von einer heftigen Windböe weggeblasen wird.

Der Clown fasst das Menschenkind bei der Hand und fort tanzen sie im Faschingszug, bis sie im bunten Konfetti verschwinden.

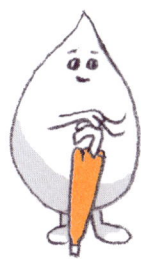

Muskel-Spiele für alle Körperteile

Bevor der kleine Clown sich für den Fastnachtszug fertig macht, nimmt er erst einmal ein Wannenbad. Er liegt locker und entspannt in seinem Schaumbad und lässt seine Beine von den Knien abwärts rechts und links aus der Wanne baumeln. Er beobachtet seinen Atem und freut sich kindisch, wenn sein Bauch beim Einatmen wie ein Hügel aus dem Schaum herausschaut und beim Einatmen wieder darin verschwindet. Das muss er gleich mehrmals hintereinander ausprobieren.

Jetzt macht er die Augen zu, öffnet Mund und Lippen leicht. Er hat dabei einen dümmlichen Gesichtsausdruck: Alle Spannung ist aus seinem Gesicht heraus.

Materialbedarf:
Badewanne,
Badewasser,
Badeschaum
Zum Vorstellen und Nachspielen

Aber er kann nicht ewig so entspannt liegen bleiben, wenn er den Faschingszug nicht verpassen will. Also reckt er seinen Arm ganz lang und angelt nach seinem Waschlappen. Der hängt nämlich in Kniehöhe am Wannenrand. Jawohl, er schafft es, an den Waschlappen zu kommen, ohne aus den Schaumbergen auftauchen zu müssen. Er schrubbelt sich Gesicht und Hals. Dann hebt er seinen Unterarm aus dem Schaumbad empor und drückt den Waschlappen in der Faust ganz fest aus. Nun kommen die Füße dran: Zehen einzeln lang ziehen und rubbeln, Fußsohlen nicht vergessen und Füße wieder im Schaumbad versenken. Aaaah, tut das gut. Die Spannung weicht und der kleine Clown wird wunderbar locker.

Materialbedarf:
Badewanne,
Badewasser,
Badeschaum,
Waschlappen
Zum Vorstellen und Nachspielen

Er taucht mit dem ganzen Kopf nach hinten ins Wasser. Das war wohl nicht so gut; denn er zieht seine Augenbrauen über der Nasenwurzel zusammen und kneift die Augen fest zu. Hat er Seifenschaum in die Augen bekommen? Es sieht aus, als habe er auch Seifenwasser geschluckt: Er drückt die Lippen fest aufeinander, als würde er gerade etwas sehr Saures essen, spuckt tatsächlich Seifenwasser aus und meint: Riecht zwar gut, schmeckt aber scheußlich!

Materialbedarf:
Badewanne,
Badewasser,
Badeschaum
Zum Vorstellen und Nachspielen

Die Haare muss der Clown sich auch noch waschen. Er angelt mit lang ausgestrecktem Bein und Fuß nach dem Haarwaschmittel. Gerade eben mit der Zehenspitze kann er es erreichen, wie es auf dem unteren Wannenrand steht. Und flutsch, mit der großen Zehe bugsiert er es in das Badewasser, wo es obenauf schwimmt und er es mit der Hand geschickt einfängt. Jetzt beginnt die Prozedur des Haare-Schamponierens und Abspülens.

Materialbedarf:
Badewanne, Badewasser, Haarwaschmittel
Zum Vorstellen und Nachspielen

Endlich ist der kleine Kerl sauber. Er steigt aus der Wanne – nicht ohne eine Riesenpfütze auf den Badfliesen zu hinterlassen – und rubbelt sich mit seinem Badetuch trocken. Dabei wird ihm richtig warm.

Jetzt steigt er in seine Clownsverkleidung. Heute wählt er zu seinem übergroßen T-Shirt eine ganz hautenge Streifenhose. Oje, wie soll er sich da hineinzwängen? Er zieht den Bauch mächtig ein und gleichzeitig den Reißverschluss hoch, aber es klappt nicht. Er muss das noch zweimal versuchen, ehe er es schafft: Bauchmuskeln anspannen und Bauch einziehen – Bauchmuskeln lockern und Bauch austreten lassen.

Jetzt steckt er drin und kann seinen Bauch wieder locker herauskommen lassen. Ob der Reißverschluss hält? Aber er hält es nicht aus; dieses Teil ist doch zu eng. Er kann nicht in seinen Bauch hineinatmen. Also wählt er doch lieber seine weite Plusterhose. Und jetzt kommt das Schminken dran. Aber das ist eine Geschichte für sich.

Materialbedarf:
keiner
Zum Vorstellen

Ansaug-Spiele

Vor dem Schminken probiert er aus, welche Mundform er sich heute schminken will. Er hat zur Auswahl einen O-Mund, einen Kuss-Mund, ein breites Lachen mit offenen Lippen und ein Grinsen mit geschlossenen Lippen auf ganz dünnes Papier gemalt und ausgeschnitten. Jetzt saugt er mit jeweils einem lang anhaltenden gleichmäßigen Einatemzug einen Papiermund nach dem anderen an seine Lippen und schaut im Spiegel, was ihm am besten steht: Papiermund vor die Lippen halten – einatmen und langsam und gleichmäßig ansaugen (1 – 2 – 3 – 4) – sich betrachten (1 – 2) – ausatmen und Papiermund wegnehmen (1 – 2 – 3 – 4). ...

Heute entscheidet er sich für den weit geöffneten Lache-Mund.
Und jetzt kommt das Schminken dran. Oder noch nicht?

Materialbedarf:
Papier, Bleistift, Schere, Spiegel
Zum Vorstellen, Basteln und Nachspielen

 Du hast dem kleinen Clown zugesehen. Das Ansaugen möchtest du auch einmal ausprobieren, aber nicht nur als »Mundsauger«, sondern (was schwieriger ist) als »Nasensauger«. Du schneidest dir Tiere oder Blumen aus Seidenpapier aus und saugst sie mit langen und gleichmäßigen Einatemzügen ohne Saug-Hilfsmittel direkt mit deiner Nase an. Siehst du, jetzt hast du eine Rosennase oder eine Schmetterlingsnase. Vor dem Spiegel schaust du, was dir am besten steht. Wenn du dich vor Lachen biegst, kannst du natürlich nicht mehr tief ein- und ausatmen. Mal sehen, ob du dabei ernst bleiben kannst.

Materialbedarf:
Seidenpapier, Bleistift, Schere, Spiegel
Zum Nachspielen

Grimassen- und Schmink-Spiele

 Und jetzt kommt das Schminken dran. Oder noch nicht?

Die Gesichtsmuskeln müssen ganz locker sein, bevor die Schminke aufgetragen wird, sonst platzt alles wieder ab, erklärt der Clown wichtig. Ja, Schminken ist eine ernste Angelegenheit, meint er und lässt sich beim Lockern der Gesichtsmuskeln zuschauen. Er schließt die Augen und reibt seine Hände so lange aneinander, bis sie richtig warm sind. Dann legt er sie wie zwei Blätter mit den Handflächen und Fingern über seine Augen und Wangen. Dort bleiben sie liegen, bis er spürt, wie die Hände ihre Wärme an sein Gesicht darunter langsam abgeben und es entspannen. Er lässt die Hände wieder sinken.

Materialbedarf:
keiner
Zum Vorstellen und Nachspielen

Noch sind seine vierzig Gesichtsmuskeln nicht alle entspannt. Deshalb schneidet er jetzt Lockerungs-Grimassen vor dem Spiegel:

Er macht ein mürrisches Gesicht und schiebt die Augenbrauen über der Nasenwurzel zusammen; ein erstauntes Gesicht und hebt die Augenbrauen zur Stirn hinauf; hebt nur eine Augenbraue zur Stirn hinauf; ein Trompeter-Gesicht und bläst die Wangen auf; ein trauriges Gesicht und zieht die Mundwinkel nach unten, ein Zitronenesser-Gesicht und spitzt den Mund zu; ein Kuss-Gesicht ...

Probiere auch du vor dem Spiegel verschiedene Gesichter aus.

Oder: Halte dir ein Tuch so vor dein Gesicht, dass nur Augen und Stirne noch zu sehen sind. Dein Spielpartner muss jetzt herausfinden, ob du lachst oder weinst. Woran kann er das in deinem halb verdeckten Gesicht erkennen?

Materialbedarf:
Spiegel
Zum Vorstellen und Nachspielen

 Und jetzt kommt das Schminken dran ... endlich. Der Clown langt mit Zeige- und Mittelfinger in den Schminktopf mit der schwarzen Farbe und streicht das Schwarz über den Augenbrauen auf. Er fährt sanft von der Mitte der Stirn an seinen Augenbrauen entlang bis zu den Seiten. Mehrmals muss er das wiederholen, damit die schwarzen Augenbrauen-Striche kräftig und dick genug erscheinen, ein bisschen nach oben gebogen wie ein Maulwurfshügel – das gibt einen erstaunten Gesichtsausdruck.

Jetzt fährt er mit seinen Daumen in den roten Farbtopf und lässt sie eine rote Spur auf seinem Nasenrücken ziehen, von der Nasenspitze sanft den Nasenrücken hinauf in Richtung Stirne. Und noch einmal ...

Nun holen seine Zeigefinger sich weiße Farbe und gleiten rechts und links der Nase unter den Augen bis hinab zu den Mundwinkeln und streichen von dort die ganzen Wangen bis zu den Ohren weiß aus.

Zuletzt kommt der rote Mund an die Reihe.

Materialbedarf:
Schminkfarben
Zum Vorstellen und Nachspielen

Welche Mundform hatte er sich für heute ausgesucht? Weißt du es noch? Wenn nicht, schaue bitte bei den Ansaug-Spielen nach.

Zum Nachdenken

Bewegung und
Entspannung mit Kindern

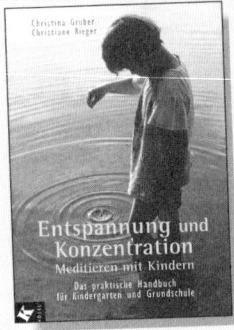

Christina Gruber, Christiane Rieger
ENTSPANNUNG UND KONZENTRATION
284 S., mit zahlr. Abb.,
Spiralbindung
ISBN 3-466-36586-4

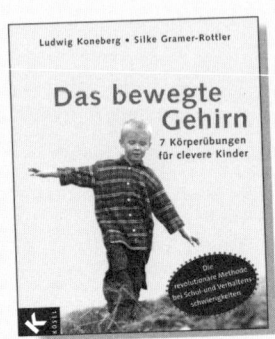

Ludwig Koneberg,
Silke Gramer-Rottler
DAS BEWEGTE GEHIRN
112 S., mit zahlr. Abb.,
kartoniert
ISBN 3-466-30650-7

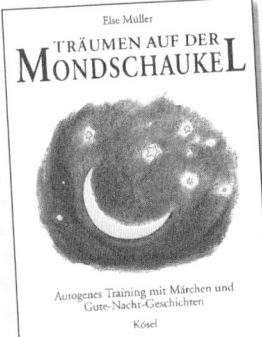

Else Müller
**TRÄUMEN AUF DER
MONDSCHAUKEL**
126 S., farb. Ill. von
Alice Meister, Gb.
ISBN 3-466-30350-8

dazu die gleichnamige CD
Best.-Nr. 3-466-45696-7

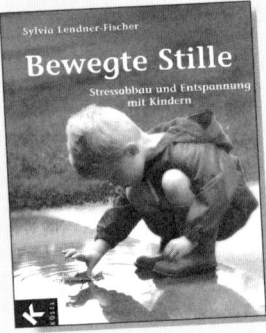

Sylvia Lendner-Fischer
BEWEGTE STILLE
144 S., zahlr. farb. Fotos, Gb.
ISBN 3-466-30652-3

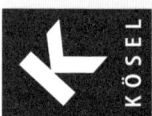